国家卫生健康委员会"十三五"规划教材

全国高等中医药教育教材

供中医养生学等专业用

U0276206

中医体质养生学

主　审　王　琦

主　编　倪　诚

副主编　吴承艳　简　晖　张卫东　张晓天

编　　委 （按姓氏笔画为序）

王树东（辽宁中医药大学）	张卫东（山西中医药大学）
王晶波（黑龙江中医药大学）	张荣春（东南大学医学院）
代　渊（成都中医药大学）	张晓天（上海中医药大学）
李　欢（河南中医药大学）	陈淑娇（福建中医药大学）
李英帅（北京中医药大学）	英　孝（天津中医药大学）
吴承艳（南京中医药大学）	顾　鸿（贵州中医药大学）
何渝煦（云南中医药大学）	倪　诚（北京中医药大学）
宋素花（山东中医药大学）	简　晖（江西中医药大学）

学术秘书　李玲孺（北京中医药大学）

人民卫生出版社

图书在版编目（CIP）数据

中医体质养生学/倪诚主编. —北京：人民卫生
出版社,2019

ISBN 978-7-117-28546-9

Ⅰ.①中… Ⅱ.①倪… Ⅲ.①体质-关系-养生(中
医)-医学院校-教材 Ⅳ.①R212

中国版本图书馆 CIP 数据核字(2019)第 210231 号

人卫智网	www.ipmph.com	医学教育、学术、考试、健康， 购书智慧智能综合服务平台
人卫官网	www.pmph.com	人卫官方资讯发布平台

中医体质养生学

主　　编：倪　诚

出版发行：人民卫生出版社(中继线 010-59780011)

地　　址：北京市朝阳区潘家园南里 19 号

邮　　编：100021

E－mail：pmph @ pmph.com

购书热线：010-59787592　010-59787584　010-65264830

印　　刷：鸿博睿特（天津）印刷科技有限公司

经　　销：新华书店

开　　本：787×1092　1/16　印张：10

字　　数：230 千字

版　　次：2019 年 12 月第 1 版　2024 年 8 月第 1 版第 6 次印刷

标准书号：ISBN 978-7-117-28546-9

定　　价：45.00 元

打击盗版举报电话：010-59787491　E-mail：WQ @ pmph.com

质量问题联系电话：010-59787234　E-mail：zhiliang @ pmph.com

出 版 说 明

为了深入贯彻党的十九大精神,进一步贯彻落实《国务院办公厅关于推进养老服务发展的意见》《中医药健康服务发展规划(2015—2020年)》《中医药发展战略规划纲要(2016—2030年)》以及《国家中长期教育改革和发展规划纲要(2010—2020年)》《"健康中国2030"规划纲要》等文件精神,充分发挥中医药服务于全民健康的特色和优势,全面推进中医养生学专业教材建设和人才培养服务于大健康时代,2018年4月,人民卫生出版社在教育部、国家卫生健康委员会、国家中医药管理局的领导下,在充分调研论证的基础上,启动了全国高等中医药教育中医养生学专业教材建设工作。

根据中医养生学专业人才培养目标,在第三届全国高等中医药教育教材建设指导委员会的领导指导下,人民卫生出版社成立了全国高等中医药教育首届中医养生学专业教材评审委员会,组织规划、确定了首批中医养生学专业8种主干教材。本套教材初步构建了中医养生学学科体系,坚持了立德树人的原则和人文知识的熏陶,以中医药语言表述为主体,突出了中医养生学传承与创新的融合发展,注重专业课程的导向目标和内容凝练,具有专业性和普适性。

教材具体特色如下:

1. **大师指导,注重传承** 教材建设得到国医大师亲自指导和把关,充分反映了大师的学术思想和养生精华;培养学生中医原创思维,传承经典,创新发挥,体现全套教材"重传承、厚基础、强人文、宽应用"的特点。

2. **定位准确,面向实际** 教材符合高等教育教材的基本属性和特征,以问题为导向,对人才培养体系、课程体系、教材体系进行充分调研和论证,使之更加符合教改实际、适应中医养生人才培养要求和市场需求。

3. **夯实基础,整体优化** 全套教材以培养高素质、复合型、创新型中医养生专业人才为宗旨,以体现中医养生基本理论、基本知识、基本思维、基本技能为指导,对教材体系进行科学设计、整体优化,同时既体现了不同学科自身特点,又注意各学科之间有机衔接;确保切合教学实际。

4. **纸质数字,融合发展** 教材充分体现了与时代融合、与现代科技融合、与现代医学融合的特色和理念,将移动互联、网络增值、慕课、翻转课堂等新的教学理念和教学技术、学习方式融入教材建设之中。

5. **创新形式,提高效用** 采用模块化编写的设计思路,同时图文并茂、版式精美;内容方面注重提高效用,以提高学生的学习兴趣和学习效果。

6. **突出实用,注重技能** 为增强学生综合运用所学知识的能力,全套教材大大增加了中医养生方法、技术的成果与应用,使教师好教、学生好学、方法实用。

7. **立足精品,树立标准** 教材编写人员不忘重托,精心编写;出版社不忘初心,精心审校,全程全员坚持质量控制体系,把打造精品教材作为崇高的历史使命,严把各个环节质量关,力保教材的精品属性,通过教材建设推动和深化高等中医药教育教学改革,力争打造高等中医药教育标准化教材。

8. 三点兼顾,有机结合 全套教材以基本知识点作为主体内容,并与相关部门组织的资格考试有效衔接,使知识点、创新点、执业点三点结合;避免理论与实践脱节、教学与临床脱节。

本轮教材的编写,得到了教育部、国家卫生健康委员会、国家中医药管理局和有关学会领导、专家的指导,得到了全国各院校领导、专家和教师的积极支持和参与,在此,对有关单位和个人表示衷心的感谢! 希望广大院校在教学使用中及时提出宝贵意见或建议,以便不断修订和完善,为下一轮教材的修订工作奠定坚实的基础。

第三届全国高等中医药教育教材建设指导委员会

人民卫生出版社有限公司

2019 年 5 月

全国高等中医药教育本科
国家卫生健康委员会"十三五"规划教材
教材目录

中医学等专业

序号	教材名称	主编	
1	中国传统文化（第2版）	臧守虎	
2	大学语文（第3版）	李亚军	赵鸿君
3	中国医学史（第2版）	梁永宣	
4	中国古代哲学（第2版）	崔瑞兰	
5	中医文化学	张其成	
6	医古文（第3版）	王兴伊	傅海燕
7	中医学导论（第2版）	石作荣	
8	中医各家学说（第2版）	刘桂荣	
9	*中医基础理论（第3版）	高思华	王 键
10	中医诊断学（第3版）	陈家旭	邹小娟
11	中药学（第3版）	唐德才	吴庆光
12	方剂学（第3版）	谢 鸣	
13	*内经讲义（第3版）	贺 娟	苏 颖
14	*伤寒论讲义（第3版）	李赛美	李宇航
15	金匮要略讲义（第3版）	张 琦	林昌松
16	温病学（第3版）	谷晓红	冯全生
17	*针灸学（第3版）	赵吉平	李 瑛
18	*推拿学（第3版）	刘明军	孙武权
19	中医临床经典概要（第2版）	周春祥	蒋 健
20	*中医内科学（第3版）	薛博瑜	吴 伟
21	*中医外科学（第3版）	何清湖	秦国政
22	*中医妇科学（第3版）	罗颂平	刘燕峰
23	*中医儿科学（第3版）	韩新民	熊 磊
24	*中医眼科学（第2版）	段俊国	
25	中医骨伤科学（第2版）	詹红生	何 伟
26	中医耳鼻咽喉科学（第2版）	阮 岩	
27	中医急重症学（第2版）	刘清泉	
28	中医养生康复学（第2版）	章文春	郭海英
29	中医英语	吴 青	
30	医学统计学（第2版）	史周华	
31	医学生物学（第2版）	高碧珍	
32	生物化学（第3版）	郑晓珂	
33	医用化学（第2版）	杨怀霞	

34	正常人体解剖学（第2版）	申国明	
35	生理学（第3版）	郭 健	杜 联
36	神经生理学（第2版）	赵铁建	郭 健
37	病理学（第2版）	马跃荣	苏 宁
38	组织学与胚胎学（第3版）	刘黎青	
39	免疫学基础与病原生物学（第2版）	罗 晶	郝 钰
40	药理学（第3版）	廖端芳	周玖瑶
41	医学伦理学（第2版）	刘东梅	
42	医学心理学（第2版）	孔军辉	
43	诊断学基础（第2版）	成战鹰	王肖龙
44	影像学（第2版）	王芳军	
45	循证医学（第2版）	刘建平	
46	西医内科学（第2版）	钟 森	倪 伟
47	西医外科学（第2版）	王 广	
48	医患沟通学（第2版）	余小萍	
49	历代名医医案选读	胡方林	李成文
50	医学文献检索（第2版）	高巧林	章新友
51	科技论文写作（第2版）	李成文	
52	中医药科研思路与方法（第2版）	胡鸿毅	

中药学、中药资源与开发、中药制药等专业

序号	教材名称	主编姓名	
53	高等数学（第2版）	杨 洁	
54	解剖生理学（第2版）	邵水金	朱大诚
55	中医学基础（第2版）	何建成	
56	无机化学（第2版）	刘幸平	吴巧凤
57	分析化学（第2版）	张 梅	
58	仪器分析（第2版）	尹 华	王新宏
59	物理化学（第2版）	张小华	张师愚
60	有机化学（第2版）	赵 骏	康 威
61	医药数理统计（第2版）	李秀昌	
62	中药文献检索（第2版）	章新友	
63	医药拉丁语（第2版）	李 峰	巢建国
64	*药用植物学（第2版）	熊耀康	严铸云
65	中药药理学（第2版）	陆 茵	马越鸣
66	中药化学（第2版）	石任兵	邱 峰
67	中药药剂学（第2版）	李范珠	李永吉
68	中药炮制学（第2版）	吴 皓	李 飞
69	中药鉴定学（第2版）	王喜军	
70	中药分析学（第2版）	贡济宇	张 丽
71	制药工程（第2版）	王 沛	
72	医药国际贸易实务	徐爱军	
73	药事管理与法规（第2版）	谢 明	田 侃
74	中成药学（第2版）	杜守颖	崔 瑛
75	中药商品学（第3版）	张贵君	
76	临床中药学（第2版）	王 建	张 冰
77	临床中药学理论与实践	张 冰	

78	药品市场营销学（第2版）	汤少梁	
79	中西药物配伍与合理应用	王 伟	朱全刚
80	中药资源学	裴 瑾	
81	保健食品研究与开发	张 艺	贡济宇
82	波谱解析（第2版）	冯卫生	

针灸推拿学等专业

序号	教材名称	主编姓名	
83	*针灸医籍选读（第2版）	高希言	
84	经络腧穴学（第2版）	许能贵	胡 玲
85	神经病学（第2版）	孙忠人	杨文明
86	实验针灸学（第2版）	余曙光	徐 斌
87	推拿手法学（第3版）	王之虹	
88	*刺法灸法学（第2版）	方剑乔	吴焕淦
89	推拿功法学（第2版）	吕 明	顾一煌
90	针灸治疗学（第2版）	杜元灏	董 勤
91	*推拿治疗学（第3版）	宋柏林	于天源
92	小儿推拿学（第2版）	廖品东	
93	针刀刀法手法学	郭长青	
94	针刀医学	张天民	

中西医临床医学等专业

序号	教材名称	主编姓名	
95	预防医学（第2版）	王泓午	魏高文
96	急救医学（第2版）	方邦江	
97	中西医结合临床医学导论（第2版）	战丽彬	洪铭范
98	中西医全科医学导论（第2版）	郝微微	郭 栋
99	中西医结合内科学（第2版）	郭 姣	
100	中西医结合外科学（第2版）	谭志健	
101	中西医结合妇产科学（第2版）	连 方	吴效科
102	中西医结合儿科学（第2版）	肖 臻	常 克
103	中西医结合传染病学（第2版）	黄象安	高月求
104	健康管理（第2版）	张晓天	
105	社区康复（第2版）	朱天民	

护理学等专业

序号	教材名称	主编姓名	
106	正常人体学（第2版）	孙红梅	包怡敏
107	医用化学与生物化学（第2版）	柯尊记	
108	疾病学基础（第2版）	王 易	
109	护理学导论（第2版）	杨巧菊	
110	护理学基础（第2版）	马小琴	
111	健康评估（第2版）	张雅丽	
112	护理人文修养与沟通技术（第2版）	张翠娣	
113	护理心理学（第2版）	李丽萍	
114	中医护理学基础	孙秋华	陈莉军

115	中医临床护理学	胡 慧
116	内科护理学（第2版）	沈翠珍 高 静
117	外科护理学（第2版）	彭晓玲
118	妇产科护理学（第2版）	单伟颖
119	儿科护理学（第2版）	段红梅
120	*急救护理学（第2版）	许 虹
121	传染病护理学（第2版）	陈 璇
122	精神科护理学（第2版）	余雨枫
123	护理管理学（第2版）	胡艳宁
124	社区护理学（第2版）	张先庚
125	康复护理学（第2版）	陈锦秀
126	老年护理学	徐桂华
127	护理综合技能	陈 燕

康复治疗学等专业

序号	教材名称	主编姓名
128	局部解剖学（第2版）	张跃明 武煜明
129	运动医学（第2版）	王拥军 潘华山
130	神经定位诊断学（第2版）	张云云
131	中国传统康复技能（第2版）	李 丽 章文春
132	康复医学概论（第2版）	陈立典
133	康复评定学（第2版）	王 艳
134	物理治疗学（第2版）	张 宏 姜贵云
135	作业治疗学（第2版）	胡 军
136	言语治疗学（第2版）	万 萍
137	临床康复学（第2版）	张安仁 冯晓东
138	康复疗法学（第2版）	陈红霞
139	康复工程学（第2版）	刘夕东

中医养生学等专业

序号	教材名称	主编姓名
140	中医养生学导论	陈涤平 周时高
141	养生名著选读	田思胜
142	中医体质养生学	倪 诚
143	中医情志养生学	陈四清 侯江红
144	中医四时养生学	龚婕宁
145	中医药膳食养学	史丽萍 何富乐
146	中医养生方法学	郑 亮 金荣疆
147	中医养生适宜技术	程 凯 杨佃会

注：①本套教材均配网络增值服务；②教材名称左上角标有＊号者为"十二五"普通高等教育本科国家级规划教材。

第三届全国高等中医药教育教材
建设指导委员会名单

顾　　问	王永炎	陈可冀	石学敏	沈自尹	陈凯先	石鹏建	王启明
	秦怀金	王志勇	卢国慧	邓铁涛	张灿玾	张学文	张　琪
	周仲瑛	路志正	颜德馨	颜正华	严世芸	李今庸	施　杞
	晁恩祥	张炳厚	栗德林	高学敏	鲁兆麟	王　琦	孙树椿
	王和鸣	韩丽沙					

主 任 委 员　张伯礼

副主任委员	徐安龙	徐建光	胡　刚	王省良	梁繁荣	匡海学	武继彪
	王　键						

常 务 委 员（按姓氏笔画为序）

	马存根	方剑乔	孔祥骊	吕文亮	刘旭光	许能贵	孙秋华
	李金田	杨　柱	杨关林	谷晓红	宋柏林	陈立典	陈明人
	周永学	周桂桐	郑玉玲	胡鸿毅	高树中	郭　姣	唐　农
	黄桂成	廖端芳	熊　磊				

委　　　员（按姓氏笔画为序）

	王彦晖	车念聪	牛　阳	文绍敦	孔令义	田宜春	吕志平
	安冬青	李永民	杨世忠	杨光华	杨思进	吴范武	陈利国
	陈锦秀	徐桂华	殷　军	曹文富	董秋红		

秘 书 长　周桂桐（兼）　王　飞

秘　　书　唐德才　梁沛华　闫永红　何文忠　储全根

全国高等中医药教育本科
中医养生学专业教材评审委员会名单

前　言

《中医体质养生学》教材编写的宗旨是变革"大众化养生"的传统认识，将中医体质原创理论和技术应用于养生学教学，贯彻"个体化养生"的创新理念和实施方法。

本教材定位在继承传统和着眼未来，特别是立足于培养中医养生学专业的创新型人才上，并力图在为学生提供专业的基础理论、基本知识和基本技能的同时，较好地反映体质养生在个体化生命周期质量提升、个体化养生防病、个体化健康管理实践中的应用现状和发展趋势，为提高学生的实践能力奠定扎实的基础。

为了突出中医体质学的原创优势及其应用于中医养生的鲜明特色、体现理论与实践的高度统一，本教材主体内容是中医体质理论指导下的体质分类辨识与调体干预的养生方法，其中理论方面着重阐释中医体质养生理论的渊源、体质养生的基本概念、体质分类方法，以及体质辨识的原则、内容、工具，体质调理的原则、宜忌、模式等；实践方面以体质类型、体质状态辨识为经，以精神调摄、形体锻炼、饮食调养（包括药膳食疗）、起居调护、针灸推拿等调体养生方法为纬，详细阐释基于体质辨识的养生保健方法和适宜技术，并说明体质养生在个体化生命周期质量提升、个体化养生防病、个体化健康管理中的实践应用现状。

较之以往中医养生类教材或著作，本教材从理论和实践两个方面对中医体质养生进行系统论述，具有以下特点：一是原创性。中医体质辨识与调体干预具有创新理论和技术优势。本教材充分汲取中医体质研究成果的合理内核与最新进展，突出学术原创性。二是实用性。本教材重点介绍了九种体质辨识和养生方法以及体质养生的实践应用，凸显了"因人制宜"的个体化思想，为中医养生学专业学生掌握体质养生理论和实践技能提供专业指导。

本教材是以王琦主编的《中医体质学》（2008）为蓝本，结合近年来中医养生学研究的最新成果编写而成。其中，第一章由倪诚、李英帅编写；第二章由简晖、李英帅编写；第三章由倪诚、英孝编写；第四章由李英帅、张晓天编写；第五章由倪诚、李英帅编写；第六章由吴承艳、李玲孺、宋素花、王树东编写；第七章由李英帅编写；第八章由倪诚、张卫东、李玲孺、张荣春、李欢、王晶波、陈淑娇、代渊、何渝煦、顾鸿编写；第九章由李英帅、张晓天编写。

本教材由中国工程院院士、国医大师、北京中医药大学终身教授王琦担任主审，对教材的定位、内容提出了指导性、建设性意见，北京市宣武中医院针灸科主任杨光对第六章、第八章中针灸推拿等内容进行了修改，主编倪诚、编委李英帅、学术秘书李玲孺进行最终修定。

《中医体质养生学》是第一次以教材的形式编写,疏漏不足之处在所难免,请各院校在使用过程中总结经验,提出意见,并希望广大读者批评指正,以便进一步修订提高。

《中医体质养生学》编委会
2019 年 12 月

目　录

上篇　总　论

下篇　各　　论

第一章

绪　言

　　中医养生主张因时、因地、因人而异,包括形神共养、协调阴阳、顺应自然、饮食调养、谨慎起居、和调脏腑、通畅经络、节欲保精、益气调息、动静适宜等一系列养生原则,而协调平衡是其核心思想,即当一个人身体达到平衡点的时候,是最健康的。中医学因人制宜的思想,落实到养生就是"因体施保""因人施养"。"世界上没有两片完全相同的树叶",也"没有完全相同的两个人",因此养生也应根据不同的体质状况,实施个性化保健。

第一节　中医体质养生学的概念

一、中医体质的概念

　　体质现象是人类生命活动的一种重要表现形式,与健康和疾病密切相关。早在医学起源时期即出现了对体质的认识。古希腊"医学之父"希波克拉底(Hippocrates,前460—前377)在其所著《自然人性论》一书中提出"体液说",认为人体有 4 种体液——血液、黏液、黄胆汁和黑胆汁,且它们的组合构成了人体的"特质"。中医对体质的描述始于《黄帝内经》,后世医家也有散在论述,但未形成理论体系。20 世纪 70年代始,王琦、盛增秀明确提出了"中医体质学说"的概念,并于 1982 年出版了专著

《中医体质学说》，奠定了现代中医体质研究的理论与实践基础，标志着这一学说的正式确立，并受到中医学术界广泛关注与肯定。随着医学研究从以"病"为中心转到以"人"为中心的方向发展，中医体质研究得到了普遍重视。王琦经过40多年的研究，提出"体质可分""体病相关""体质可调"三个关键科学问题，与"禀赋遗传论""生命过程论""形神构成论""环境制约论"四个基本原理，以及体质形成、体质分类、体质演变、体质的发病四个基本规律，从而构建了中医体质学的理论体系。

中医体质，是指人体生命过程中，在先天禀赋和后天获得的基础上所形成的形态结构、生理功能和心理状态方面综合的、相对稳定的固有特质；是人类在生长、发育过程中所形成的与自然、社会环境相适应的人体个性特征。中医体质表现为结构、功能、代谢以及对外界刺激反应等方面的个体差异性，对某些病因和疾病的易感性，以及疾病传变转归中的某种倾向性。它具有个体差异性、群类趋同性、相对稳定性和动态可变性等特点。这种体质特点或隐或现地体现于健康和疾病过程之中。

二、中医体质的四个基本原理

任何科学研究活动一般基于经验基础和理论背景。中医体质研究的经验基础是对人群中个体差异性的观察与总结，而理论背景则是人们对这种个体差异性的基本看法。王琦经过近40年的深入研究，总结出"禀赋遗传论""生命过程论""形神构成论""环境制约论"四个基本原理，奠定了中医体质学研究的出发点和理论基础。

（一）禀赋遗传论

禀赋遗传是决定体质形成和发展的主要内在因素。毫无疑问，个体体质的形成在很大程度上是由遗传所决定的，不同个体的体质特征分别具有各自不同的遗传背景，而这种遗传背景所决定的体质差异，是维持个体体质特征相对稳定性的一个重要条件。

中医学认为，先天禀赋的不同决定了体质差异的存在。如《灵枢·寿夭刚柔》所云"人之生也，有刚有柔，有弱有强，有短有长，有阴有阳"，即说明了由遗传决定的个体差异，既可表现在形态结构方面的"长、短、肥、瘦、大、小"和功能方面的强弱不同，还可体现在个体阴阳气血质与量的差异方面。如先天禀赋充足，阴阳气血平衡，则体质无偏，即属平和质；若阴阳气血失衡，或偏阴不足，或阳不足，或气不足，或气郁滞，或血瘀阻，可导致多种偏颇体质类型的出现。由此可见，先天禀赋的差异是导致体质差异的重要内在条件。

（二）生命过程论

体质是一种按时相展开的生命过程。中医体质学认为，体质是一个随着个体发育和发展的不同阶段而不断演变的生命过程。在个体生命进程中，体质的发展经历了"稚阴稚阳"（幼年）、"气血渐充"（青年）、"阴阳充盛"（壮年）和"生理功能衰退"（老年）等不同的体质阶段，从而反映出个体体质发展的时相性或阶段性。

"体质过程论"的基本观点是：①体质是一种按时相展开的、与机体发育同步的生命过程。②体质发展的过程表现为若干阶段，每个阶段的体质特性也有相应的差异，这些不同的体质阶段依机体发育的程序相互连续，共同构成个体体质发展的全过程。③不同个体的体质发展过程，由于先天禀赋的不同而表现出个体间的差异性，其中影响较大的因素是性别差异、某些生理缺陷与遗传性特禀体质。

临床经验证明,早产儿及新生儿应尽可能少用氯霉素,否则会出现腹胀、呕吐、进行性苍白、发绀等一系列症状,即所谓"灰婴综合征"。这是由早产儿及新生儿体质的特殊性决定的,具体地说是由于他们肝内缺乏一种代谢氯霉素的酶且肾排泄功能也较差,使氯霉素血浓度过高所致。这种现象在青年就不会发生。

(三)形神构成论

体质是特定躯体素质与一定心理素质的综合体。形神构成论是中医"形神统一"思想在中医体质学中的具体体现。其基本内涵是:①体质是由特定躯体素质(包括形态和功能两个方面)与相关心理素质的综合体;②构成体质的躯体素质和心理素质之间的联系是稳定性与变异性的统一;③体质分型或人群个体差异性的研究应当注意到躯体-心理的相关性。

有学者运用心理学上的艾森克个性问卷,对体质类型中的一种——痰湿体质进行了与个体心理特征关系的研究。结果发现,痰湿体质的个性以中间型为多,内向型次之,外向型最少;其神经质水平以情绪稳定型为多,中间型次之,不稳定型最少,初步印证了形神构成论的理论。

(四)环境制约论

环境对体质的形成与发展始终起重要的制约作用。在个体体质的发展过程中,生活条件、饮食构成、地理环境、季节变化以及社会文化因素都可产生一定的制约性影响,有时甚至可起到决定性的作用。

随着人们生活水平的不断提高,高胆固醇、高脂肪食物摄入增加,使当代人类的体质也发生了相应变化,如肥胖症、糖尿病、冠心病等"文明病""富贵病"发病比率较以前显著增加。因此,当今进一步研究生活条件和饮食构成的变化对当代人类体质的影响,将对上述疾病的防治和人类保健起到重要作用。

从现代医学地理学的角度看,地球在自身漫长的演化过程中,逐渐形成了地壳元素分布的不均匀性。由于人类及生物体内的元素丰度曲线与地壳元素丰度曲线是一致的,因此,地壳元素分布的不均匀性便在一定程度上控制和影响了全球各地区人类和生物生态的明显地区性差异,而且在一些地区还导致了许多地方性疾病和某些疾病的高发现象。所以,地壳元素分布的不均匀性可能是形成各种生态型体质的重要原因。此外,季节变迁或宗教、民俗等社会文化因素对人类体质的形成和发展也有着明显的制约作用。

三、中医体质研究的三个科学问题

(一)体质可分

人类体质可以客观分类。体质的形成与先、后天多种因素相关,遗传因素的多样性与后天因素的复杂性使个体体质存在明显的差异;而即使同一个体,在不同的生命阶段其体质特点也是动态可变的,所以体质具有明显的个体差异性,呈现其多态性特征。另一方面,处于同一社会背景,同一地方区域,或饮食起居方式比较相似的人群,其遗传背景和外界条件类同,使特定人群的体质形成群体生命现象的共同特征,从而又表现了群体趋同性。不同时代的人群也呈现不同体质的特点。

个体差异性与群体趋同性是辩证统一的,没有个体差异性就无"体"可辨,没有群体趋同性就无"类"可分,因此二者共同奠定了"体质可分论"的基础。

中国一般人群中，平和质占 32.14%，8 种偏颇体质占 67.86%；8 种偏颇体质中居于前 3 位的体质类型是气虚质、湿热质、阳虚质，分别占 13.42%、9.08% 和 9.04%。

（二）体病相关

体质和疾病有明显相关性，体质类型影响疾病的倾向性。不同体质特征的人在发病与转归上表现不同，如阳虚体质易生寒证，病后易寒化；阴虚体质易生燥证，病后易燥化；湿热体质易生热病，病后易化火热。小儿易外感，老人易亏损，都是因为不同体质对疾病发生与转归的影响。徐大椿在《医学源流论·病同人异论》中指出："天下有同此一病，而治此则效，治彼则不效，且不惟无效，而反有大害者，何也？则以病同而人异也。"因为体质与疾病具有相关性，研究体质类型并认识体质现象，就可以对防病治病提供指导。

不同个体的体质特征分别具有各自不同的遗传背景和环境因素，与许多特定疾病的发生与发展有密切关系。体质与疾病的相关性主要体现在五个方面：其一，体质状况反映正气强弱，决定发病与否。其二，体质影响发病倾向。即使感受同一邪气，因体质不同，则病证不同。如同为感受寒邪，偏阳性体质者多发风热表证；偏阴性体质者则多为风寒表证；因体虚而外感者则依据体虚性质不同而有气虚感冒、阴虚感冒、阳虚感冒等不同。如《素问·风论》所说："风之伤人也，或为寒热，或为热中，或为寒中，或为疠风，或为偏枯，或为风也，其病各异。"其三，由于个体体质的差异性，导致对某些致病因子有着易感性，或对某些疾病有着易罹性，形成某些（类）疾病发生的背景或基础。有研究发现痰湿体质与高脂血症、原发性高血压、冠心病、糖尿病、脑卒中密切相关，慢性前列腺炎患者的体质类型以湿热质、气郁质多见。小儿脏腑娇嫩，体质未壮，易患泄泻、食积等病；年高之人精气多虚，体质转弱，易患痰饮、咳喘、眩晕、心悸、消渴；以及平常所说"肥人多中风""瘦人易痨嗽"等观点，都是这种相关性的反映。其四，体质状况也是预测疾病发展、转归、预后的重要依据。其五，不同地域人群的体质特点与一定的疾病谱相关。

（三）体质可调

通过干预可以调整体质偏颇。体质既具有稳定性，但同时又具有可变性，通过干预调整其偏颇，可以体现体质的可调性。体质可调是体质干预研究的前提，这在对生命现象的观察和历代医家的论述中已有体现，而运用化痰祛湿方干预痰湿体质的研究结果，使这一理论得到了进一步阐明。体质是疾病发生发展的深层次因素，只有明确体质具有可调性，才可以从根本上预防和治疗疾病。

体质的形成是先、后天因素长期共同作用的结果，既是相对稳定的，又是动态可变的，这就使体质的调节成为可能。针对各种体质及早采取相应措施，纠正或改善某些体质的偏颇，可以减少对疾病的易感性，从而预防疾病或延缓发病。张介宾在《景岳全书·杂证谟·虚损》中论节欲之语颇有启迪："色欲过度者，多成劳损。盖人自有生以后，惟赖后天精气以为立命之本，故精强神亦强，神强必多寿；精虚气亦虚，气虚必多夭。其有先天所禀原不甚厚者，但知自珍，而培以后天，则无不获寿。设禀赋本薄，而且恣情纵欲，再伐后天，则必成虚损，此而伤生，咎将谁委？"实际上临证治病在某种程度上也就是为了改变患者的病理体质。

应用适宜的药食是调整体质的重要方法。合理利用药食的四气五味、升降浮沉等性能，可以有效纠正体质的偏颇。由王琦等开发的具有益气固表、凉血消风、调节过敏体质功效的"过敏康"胶囊,经北京中医药大学与美国霍普金斯大学合作验证,表明该胶囊对过敏反应有很强的抑制作用,能明显抑制全身性及皮内速发性超敏反应,减轻血管渗透现象,降低血清抗原特异性 IgE 水平,阻碍血浆组胺和肥大细胞脱颗粒反应,减少血清特异性 IgG 抗体的生成,从而延缓过敏性疾病的发生。该药用于临床可显著改善患者的过敏体质,抑制过敏性疾病的发生。

调整生活习惯也有助于改善体质。针对不同的体质类型,可以对其进行相应的生活指导,通过建立良好的行为方式和生活习惯,使偏颇体质在潜移默化中得以改善。

四、中医体质养生学的概念

中医体质养生学是以中医药理论为指导,研究人类各种体质特征、体质辨识和体质干预方法,从而指导个体化养生保健及其在生命周期质量提升、疾病预防、健康管理中的实践应用的一门分支学科。

中医体质养生学的基本内涵,即以中医药理论为基础,以人类体质为研究对象,以指导养生保健及其在生命周期质量提升、疾病预防、健康管理中的应用为研究目的,包含相关概念阐述、体质分类与辨识、体质干预与养生及体质养生实践应用等一系列重要命题的学术体系,是从中医养生学分化出来的新兴交叉学科。

第二节 中医体质养生学研究的目的与意义

一、促进健康观念的转变

(一)树立多维健康观

人们对健康的认识大约经历了四个阶段:远古时期"活着就是健康",近代"没有疾病就是健康",现代"具备日常活动能力就是健康",在当前人们感觉"具有幸福感的生活生命状态就是健康"。20 世纪 80 年代中期,世界卫生组织(WHO)提出了健康新概念,即"健康是身体上、精神上和社会适应上的完好状态,而不仅仅是没有疾病或者不虚弱"。健康正在向多维度方向发展。1990 年美国的 Blaxter 等在《健康与生活方式》调查报告中对健康的内涵与要素提出了九个方面的表述。首先,健康就是感觉没有疾病;第二,健康需要检查排除疾病;第三,健康是一种身体资源储备;第四,健康是一种良好的行为;第五,健康是一种良好的身体适应能力;第六,健康是一种旺盛活力或生命力;第七,健康是一种良好的社会关系;第八,健康是身体的一种综合功能;第九,健康是心理-社会的完美状态。其中,任何一个指标都不能单独地表示健康的状态,这就突出了多维的概念。而体质涵盖了人体形态结构、生理功能、心理状态和适应能力等多个维度的健康信息,契合当今的健康观念。

同时,在人生的不同阶段,健康的内涵也是不相同的。比如,青年人由于工作压力比较大,更应该注意心理方面的健康,而老年人更要强调生活自理能力和身体功能健康。体质也体现了生命周期的时相性,如"稚阴稚阳"(幼年)、"气血渐充"(青年)、"阴阳充盛"(壮年)和"五脏衰弱"(老年)等不同的体质阶段,有着相应的特征。

(二)自主自助式管理

首先,了解自己的体质类型和特征,在此基础上,掌握适合自己的养生方法,学会自我健康管理,是保持良好的生理和心理功能的前提。

以往人们总是等到有病才去治疗,从而形成了看病难、看病贵的局面,然而通过普及体质养生的健康知识,可让更多的人能够采取主动的措施进行自我保健,预防疾病的发生。随着大众健康观念的转变和对健康管理认识的不断深入,将使国家卫生保健工作的开展更科学、更合理、更具效力,国家和个人都会从中受益,获得双赢。

二、顺应个体化医学的发展趋势

世界卫生组织(WHO)1996 年在名为《迎接 21 世纪的挑战》的报告中指出了 21 世纪的医学将从"疾病医学"向"健康医学"发展;从群体治疗向个体治疗发展。"个体化"的思想正逐步渗入到医学实践中,这昭示着 21 世纪的医学将不再继续以疾病为主要研究对象。以人的健康为研究对象与实践目标的健康医学,将是未来医学发展的方向。

个体化落实到养生就是"因体施保""因人施养"。美国健康专家阿特金斯医生说:"我们都是有着不同的基因倾向、不同的历史、不同的需要克服的健康问题、不同的饮食口味和不同的代谢反应的个体,没有一个可以适合所有人的饮食。"正是由于个体与个体之间存在着体质差异,所以不同的人有不同的养生方法,即养生就因人而异。养生很关键的一步,就是搞清楚自己是什么体质,然后针对各自体质特点有的放矢,进行个性化保健,体现中医"因人制宜"的养生观,顺应个体化医学的发展趋势。

三、推动中医预防保健服务体系的构建

在中医学漫长的发展进程中,历代医家均强调以养生为要务,认为养生保健是实现"治未病"的根本手段,"与其救疗于有疾之后,不若摄养于无疾之先","以方药治已病,不若以起居饮食调摄于未病"。从马王堆的导引图,到华佗的五禽戏,以及后世医家倡导的包括运动、饮食、心理诸方面的系列养生方法,形成了独具特色的中华养生文化。对此英国学者李约瑟说:"在世界文化当中,唯独中国人的养生学是其他民族所没有的。"

要发挥"治未病"思想在现代健康保障中的引领作用,必须以构建中医特色预防保健服务体系为着眼点,探索实践"治未病"思想的有效途径和方式方法。2009 年在《国务院关于扶持和促进中医药事业发展的若干意见》(国发〔2009〕22 号)中提出了要"积极发展中医预防保健服务。充分发挥中医预防保健特色优势,将中医药服务纳入公共卫生服务项目"。同年 10 月,卫生部颁布《国家基本公共卫生服务规范(2009年版)》,在"城乡居民健康档案管理服务规范"中纳入中医体质辨识,是唯——项中医体检内容,为中医药进入公共卫生服务领域的历史性突破。2013 年卫生计生委、财政部、国家中医药管理局印发了《关于做好 2013 年国家基本公共卫生服务项目工作的通知》(卫计生发〔2013〕26 号),自 2013 年起开展老年人中医体质辨识和中医药健康管理服务,实现了"体质辨识及养生保健方法"理论成果在公共卫生服务中的应用转化。体质辨识法于 2017 年被载入国务院《中国防治慢性病中长期规划(2017—2025 年)》,列入"十三五"国家公共卫生服务清单。因此,实践体质养生,是推动中医预防保健服务体系构建的有力支持。

第三节　中医体质养生学的基本观点

一、因人制宜的养生观

因人制宜的养生观体现在"因体施保""因人施养",即根据不同体质状态,进行个性化保健。人类的发展有其自身遗传的倾向,在共性之中存在着不同的个性,不管是从形体上还是从心理上,都有自己的素禀特点,因而有强弱之异、偏寒偏热之殊、阴阳盛衰之别,故在养生实践时要考虑到体质因素。体质养生提倡科学、积极主动的预防思想,主张和重视在对个体体质状态进行辨析的基础上,进行养生、预防;通过对体质状态的分析,调整人体所处的偏颇状态,以达到防病健身的目的。针对不同体质类型的人,要采用不同的养生方案。如气郁质者,其人劳心,多忧于事,因此要多注意情感上的疏导,使肝气条达,疏泄有权。在制订养生方案时,还要考虑到各种社会因素、文化背景、宗教、生活方式和生活习惯等等。

二、形神相关的生命观

体质是特定躯体素质(包括形态和功能两个方面)与相关心理素质的综合体,中医称为"形神相关"。每个个体的躯体素质和心理素质之间都是稳定性与变异性的统一。

形,就是形体,形态结构,比如人的高矮胖瘦、骨骼肌肉、毛发皮肤、五官九窍,是可以看得见、摸得着的东西;神,指的是生命功能,包括物质代谢、功能活动、性格心理、情绪反应等等,是可以用来感受而不能触摸到的。神生于形,形主宰于神,神依附于形,神明则形安。形神相关,就是说形与神在人体是相互依附、不可分割的,具有密切的相关性。形体健壮则精神旺盛,生命活动正常;形体衰弱则精神衰弱,生命活动异常;形体衰亡,生命便因此而宣告终结。基于这种"形神相关"的生命观,中医学认为,人体的体质既包括形体要素,又包括心理要素,形体与心理的双重特性是生命存在的基本特征。一定的形态结构,可表现出其特有的生理功能和心理特征;良好的生理功能和心理特征是正常形态结构的反映,并具有相对的稳定性。二者相互依存,不可分离,在体质的固有特征中综合体现出来。体质养生应当注重"躯体-心理"的相关性。正如现代对健康的认识一样,"体壮曰健,心怡曰康",通过调体养生,一方面可以养身,一方面也可以养神。

三、生命周期的健康观

体质是一种按时相展开的生命过程。中医体质学认为,体质是一个随着个体发育的不同阶段而不断演变的生命过程。在个体发育过程中,体质的发展经历了"稚阴稚阳"(幼年)、"气血渐充"(青年)、"阴阳充盛"(壮年)和"五脏衰弱"(老年)等不同的体质阶段,从而反映出个体体质发展的时相性或阶段性。生命周期的健康观以生命变化规律为研究对象,通过认识不同时期的健康状态判定相应时期的健康状况。

不同生命阶段所呈现的健康状态不同。《灵枢·天年》有云:"人生十岁,五脏始定,血气已通,其气在下,故好走。二十岁,血气始盛,肌肉方长,故好趋。三十岁,五脏大定,肌肉坚固,血脉盛满,故好步。四十岁,五脏六腑十二经脉,皆大盛以平定,腠理始疏,荣华颓落,发颇斑白,平盛不摇,故好坐。五十岁,肝气始衰,肝叶始薄,胆汁始灭,目始不明。六十岁,心气始衰,苦忧悲,血气懈惰,故好卧。七十岁,脾气虚,皮肤枯。八十岁,肺气衰,魄离,故言善误。九十岁,肾气焦,四脏经脉空虚。百岁,五脏皆虚,神气皆去,形骸独居而终矣。"提示生命现象以生命过程呈时相性展开,每个阶段有不同生命现象。因此,养生也应该是覆盖生命全周期的动态过程。

(倪 诚 李英帅)

学习小结

在中医体质学中,体质的概念是指人体生命过程中,在先天禀赋和后天获得的基础上所形成的形态结构、生理功能和心理状态方面综合的、相对稳定的固有特质。对体质概念的把握,应该从其对体质形成和构成要素的界定入手,即体质的形成不仅是先天禀赋的,同时也是后天获得的,受自然环境、社会生活等方面综合作用的结果。体质的构成包括形态结构、生理功能和心理状态,即体质是身心相关的统一体。

生命过程论、形神构成论、环境制约论和禀赋遗传论是中医体质学的四个基本原理,它们共同奠定了中医体质研究的出发点和理论背景。体质可分、体病相关、体质可调是中医体质学的三个关键科学问题,是中医体质学研究的核心内容。

中医体质养生学是以中医药理论为指导,研究人类各种体质特征、体质辨识和体质干预方法,从而指导个体化养生保健及其在生命周期质量提升、疾病预防、健康管理中的实践应用的一门分支学科。这一概念表述明确了中医体质养生学的性质,它是属于基础与应用紧密结合的、从中医养生学分化出来的新兴交叉学科,其研究领域包括体质分类与辨识、体质干预与养生及体质养生实践应用等。

研究中医体质养生学的意义在于促进健康观念的转变、顺应个体化医学的发展趋势、推动中医预防保健服务体系的构建。因人制宜的养生观、形神相关的生命观、生命周期的健康观共同构成中医体质养生学的基本观点。

复习思考题

1. 中医体质养生学对"健康中国"战略有何研究意义?
2. 中医体质养生学与中医治未病有何不同?
3. 如何理解中医体质养生学的基本观点?

第二章

历代医家对体质养生的认识

学习目的

在中医养生学历史发展的大背景下,着重梳理历代医家的中医体质养生思想和理论,了解中医体质养生学形成发展的历史背景。

学习要点

历代医家中医体质养生的思想;《黄帝内经》体质养生的主要特点;现代中医体质养生学理论体系的构建。

中医养生保健的核心内容是增强体质、维护健康。因此,体质养生始终伴随着养生保健活动而展开,有着悠久的历史,历代医家在医疗实践中,对体质养生形成了不同的认识,这些代表性观点为现代中医体质养生学理论体系的构建奠定了基础。随着中医体质学的完全确立和现代中医体质养生理论体系的构建,中医体质养生学必将获得更大的发展。

第一节　先秦两汉时期

一、先秦时期的体质养生思想

秦始皇统一中国以前是为先秦时期。从远古到春秋战国,是体质养生观念、思想的萌芽肇始阶段。这一时期,传统文化中的儒家、道家及杂家等学术流派都对体质调养有所论述。

（一）以德养生,变化气质

《周易》是中华民族的文化元典,被儒家奉为"六经之首""大道之源",是阐述自然、社会、人生大道之作。在养生方面,《周易》以"乾""坤"两卦为表征,提出的"天行健,君子以自强不息""地势坤,君子以厚德载物",历来被奉为人格精神养生的原则,也是体质调养的核心内容。

孔子是儒家学派的创始人,一生慎重对待"斋、战、疾"三事,斋即为内心精神的涵养,疾则为对疾病的防患和警惕。孔子相信"大德……必得其寿",认为"仁者寿",主张通过道德修养来实现长寿的愿望。孔子著名的"君子三戒",则反映出不同年龄段

9

的体质养生思想,所谓"血气未定""血气方刚""血气既衰",是不同年龄的生理性体质变化,而"在色""在斗""在得"则是精神情志的心理表现。孔子除了对道德人格塑造的重视外,还十分关注健康体魄的训练。孔子所喜欢的射御、登山、郊游等活动,赞同曾点"浴乎沂,风乎舞雩"的志向,不仅表明了一种亲近自然、关爱山水的人文情怀,也透射出积极进取、乐观向上的品格意蕴。孔子所提倡的心斋坐忘、洗心藏密,乃至艮止中正的修持仪轨,对于塑造沉毅、稳重、坚韧的人格精神,无疑具有重要的影响。所有这些,均表明儒家文化从其创立伊始,就注意到把品格气质的涵养和体魄筋力的锻炼紧密融合在一起,具有内外结合的体质调养意向。

孟子继承孔子的人格精神养生思想,更加重视内心道德的修持。《孟子·公孙丑上》提出"我善养吾浩然之气"的养生格言,倡导"养心莫善于寡欲"的静神观,以培养"富贵不能淫,贫贱不能移,威武不能屈"的坦荡无私情怀,从而达到"仰不愧于天,俯不怍于人"的崇高境界。孟子的人格思想后来发展成为儒家静神的标格典范,受到历代文人学者的追捧与崇尚。

荀子是继孔孟之后又一位儒家代表人物,所著《荀子》一书,涉猎自然、社会、政治、经济、军事、哲学、文学各个方面,博大精深。在传统养生学史上,荀子的形神观、情欲观,对精神情志养生影响很大。尤其是荀子提出了由礼来治气养心的方法,从根本上培植人的体质气质,对体质养生思想的发展有很大的推动。

（二）以道养生，顺应自然

老子是道家思想的代表人物,所著《道德经》率先提出"摄生"的概念,对"长生久视之道"进行了深刻的揭示。《道德经》以道为最高范畴,认为人的生命源于道,生命的过程就是道的体现。《道德经》提出的"道法自然""清静无为""见素抱朴,少私寡欲""知足不辱,知止不殆"等一系列命题,成为养生的重要原则。尤其《道德经》所主张的"专气致柔""深根固柢"的摄生观,是从根本上坚固脏腑、和顺气血、增强体质的养生大法,对体质养生思想的形成有着直接的孕育催发作用。庄子是继老子之后又一位道家代表人物,也是老子学说的继承者、发展者。《庄子》是"养生"一词的创造者,而且从"益生""全生""尊生""达生""卫生""活身""全形"等不同的角度,对养生的内涵进行周详的阐释,因此,有人认为《庄子》一书全为养生之道。在《庄子》养生思想体系中,体质调养占了相当重要的地位,且有三个观点尤为后人所重视。一是提出"缘智以为经"的命题,认为顺应自然是养生的永恒法则,是最平常的生活范式。二是指出:"善养生者,若牧羊然,视其后者而鞭之。"(《庄子·达生》)把补短板作为善养生者的最佳策略,这点对于体质较差,禀赋较弱,或者有着某种不足或缺陷的人来说,尤为重要。三是宣示综合调摄体质的"卫生之经"。强调养生要"合诸人而求诸己",一切从养生者本身的情况出发,这是个性化体质调理的基本原则。

（三）以时养生，知本去害

《吕氏春秋》是战国末期的杂家之作,其思想集儒、道两家之大成,但更偏重于道家思想。在体质养生方面,《吕氏春秋》提出"知本去害"的原则。"知本",即懂得天地四时万物的变化"莫不为利,莫不为害",善于"察阴阳之宜,辨万物之利以便生"。"去害",即去除五味、五情及七种自然气候变化所带来的损害。全书分十二纪,按不同月令提出养生大法,开后世四季养生的先河,说明最迟在战国时期已经充分注意到四时气候对体质形成的影响,并且找到了调节控制的办法。《吕氏春秋》还具体提出

"运动养生""饮食养生"的具体法则,在体质养生学上影响深远。

二、《黄帝内经》的体质养生思想

《黄帝内经》关于体质的论述十分丰富,初步奠定了中医体质学说的理论基础。书中不仅对体质的形成变化、特征差异、类型表现及其疾病诊断治疗的意义等展开了广泛讨论,而且还就体质对健康状态的辨识及寿夭的影响,进行了较深入的探索,开启了体质养生的先河。

《黄帝内经》关于体质养生的思想,主要着眼于生命全过程的把握,并以增强体质为目的,注重脏腑调养,强调因人制宜,辨体施养。

（一）把握天年,全程养护

天年就是天赋的寿命,一般指正常情况下,按照人类生命的发展规律,个体生命应该活到的寿命概数,即现代所称的预期寿命。古今都认为,人的寿命可达 100 ~ 120 岁。《黄帝内经》对此有专门论述。

天年作为生命的全过程,可以划分为不同的发展阶段。《素问·上古天真论》有"女七男八"的划分法;《灵枢·天年》则以百岁为期,每十年为一个阶段。《黄帝内经》关于天年的这种阶段性划分,虽然具体数字有所不同,但都介绍了每个生命阶段的生理状态和体质特征,反映了人体生命过程中生、长、壮、老、已的基本规律。其意义在于:在不同年龄阶段的生命进程中,生命的生长发育、壮大强盛乃至衰老退化,自有其内在规律。了解、认识这些规律,可以按照不同年龄阶段的体质状态来调整养护生命,保持健康。正是在这个意义上,《黄帝内经》从体质理论的角度,提出了颐养天年的总体原则和核心任务。

《黄帝内经》认为,颐养天年就要着眼于生命的全过程,从整体上把握,进行综合性的全周期、全方位的调摄。因而,《素问·上古天真论》说:"其知道者,法于阴阳,和于术数,食饮有节,起居有常,不妄作劳",故能"形与神俱,而尽终其天年,度百岁乃去"。《灵枢·本神》也指出:"故智者之养生也,必顺四时而适寒暑,和喜怒而安居处,节阴阳而调刚柔,如是则僻邪不至,长生久视。"概括起来,综合调养的内容包括:遵守天地之道,谨和四时之法,慎避风寒暑湿,保持人与自然的和谐统一;慎色欲,调情志,喜怒有节,刚柔相济,保养精气神,使全身气机和畅,稳定通泰;日常行为中,居住、饮食、劳作、休逸各方面都有常度,安排合理,使脏腑协调,气血流通,最终达到形与神俱、长生久视的目标。

此外,《黄帝内经》还认识到,尽管生命过程中各个年龄段的体质变化规律不可逆转,但认识掌握了这个规律,就可做到顺应规律,达到却老延年的目的。《素问·阴阳应象大论》指出:"知之则强,不知则老,故同出而名异耳。""智者察同,愚者察异,愚者不足,智者有余,有余则耳目聪明,身体轻强,老者复壮,壮者益治。"对于生命过程中不同阶段的体质变化,聪明人能充分认识,顺应调适,就能老而不衰,身体强壮,耳目聪明。反之,愚昧之人,不能认识掌握规律,不能合理调摄,就会老而体衰,精力不足。

（二）因人制宜,辨体施养

《黄帝内经》认为,影响体质形成的因素很多,既有先天的,也有后天的,显示的体质差异也很复杂,可以分成多种类型。因而,体质调养要充分考虑体质的影响因素和不同的体质差异,因人制宜,采取适合于个体的针对性强的措施和方法,辨体施养。

个性化的体质调养,犹如"治病求本,对症下药"一样,对体质的形成因素及差异特征而进行调节、控制甚或干预。个体的体质差异是个性化养生的依据和出发点,根据个人的具体情况,选择最合适的养生方法,正是中医养生的科学和高明之处。

个性化养生的核心技术是体质辨识。《灵枢·阴阳二十五人》提出体质养生的总原则是:"审察其形气有余不足而调之,可以知逆顺矣。"体质的差异,从根本上来说,是脏腑经络、气血津液的生理功能正常稳定与否。因此,如何判断形气的有余或不足,是辨体施养的关键所在。

体质在本质上是个性的,每一个人都有其特有的体质状态,但作为社会的人,又有其群体的共性,大体相同的性别、年龄、地域等影响因素,可以形成共同的体质底色。所谓因人制宜,首先就在于区分这些类群的人。《黄帝内经》已经注意到了这种情况,因而在强调个性化体质调养的同时,对于同一群体的体质调养,也提出了指导性原则。

就先天禀赋而言,人之始生,"以母为基,以父为楯"(《灵枢·天年》),其体质健康固然与遗传有关,但后天资养也很重要。只要后天调养得当,五脏坚固,六腑化谷,气血经脉各如其常,照样能健康长寿。后世张介宾对此发挥更为周详。《景岳全书·传忠录》指出:"夫人之所受于天而得生者,本有全局,是即所谓天年也……然则后天之养,其为在人。""若以人之作用而言,则先天之强者不可恃,恃则并失其强矣;后天之弱者当知慎,慎则人能胜天矣。"后天调养,主要通过水谷精微的补给来充实人体的气血精神。《灵枢·本脏》说:"人之血气精神者,所以奉生而周于性命者也。"人之精气神既秉受于先天,又奉养于后天,尤其是身中之真气,更是人体健康之根本。故《灵枢·刺节真邪》说:"真气者,所受于天,与谷气并而充身者也。"而要达到"真气从之"的地步,全赖后天的精心培补。《素问(遗篇)·刺法论》指出:"是故刺法有全神养真之旨,亦法有修真之道,非治疾也,故要修养和神也。道贵常存,补神固根,精气不散,神守不分。"这段经文所说的"道贵常存,补神固根",强调的也是修养精神在于日常的培补与固存。对于那些先天不足、禀赋较弱者,《素问·阴阳应象大论》则明确指出"形不足者,温之以气;精不足者,补之以味",必须通过饮食补养予以调整。

就年龄岁段而言,除了《天年》《上古天真论》诸篇所强调的,要按照"女七男八"或十年为期的生理特点来调养外,还要对幼、长、壮、老等生命过程的不同损耗予以关照、重视。因为幼儿、壮年、老年自有不同的体质变化。"婴儿者,其肉脆,血少气弱"(《灵枢·逆顺肥瘦》),"壮者之气血盛,其肌肉滑,气道通,荣卫之行,不失其常""老者之气血衰,其肌肉枯,气道涩"(《灵枢·营卫生会》),因而在养生调理方面,各有侧重。所以《素问·示从容论》指出:"夫年长则求之于腑,年少则求之于经,年壮则求之于脏。"王冰注释说:"年之长者甚于味,年之少者劳于使,年之壮者过于内。过于内则耗伤精气,劳于使则经中风邪,甚于味(求)则伤于腑,故求之异也。"《黄帝内经》的原意是根据不同年龄阶段的生命损耗来诊断脏腑的虚实情况,但对体质的调养同样具有指导意义。此外,"人到中年,事在养生",古今一理。《素问·阴阳应象大论》指出:"年四十,而阴气自半也,起居衰矣。年五十,体重,耳目不聪明矣。年六十,阴痿,气大衰,九窍不利,下虚上实,涕泣俱出矣。故曰:知之则强,不知则老。"强调人到中年以后,要懂得七损八益的阴阳之道,慎加节养。

就男女性别而言,生殖功能的年龄段上,女尽七七,男尽八八,除了个别天寿过度者,都会精气衰竭。因此,男女都要节欲保精,以维持肾气的充盈为要务。但妇女因经带胎产乳的生理特点,较之男子"有余于气,不足于血,以其数脱血也"(《灵枢·五音五味》),因而体质特点往往是气盛血虚者居多,故妇女在保养肾气的同时,还要注意补养阴血,以使气血充足,平衡稳定。

就地域环境而言,自古以来,我国幅员辽阔,东西南北中,各地土壤、水源、气候乃至生产生活方式、风情民俗、文化习惯,千差万别,因而不同地域人群的体质特征各不相同。对此,《素问》的《阴阳应象大论》《金匮真言论》《异法方宜论》《五常政大论》等篇有专门论述。如《素问·五常政大论》指出:"东南方,阳也,阳者其精降于下,故右热而左温。西北方,阴也,阴者其精奉于上,故左寒而右凉……阴精所奉其人寿,阳精所降其人夭。"王冰注曰:"阴精所奉,高之地也。阳精所降,下之地也。阴方之地,阳不妄泄,寒气外持,邪不数中而正气坚守,故寿延。阳方之地,阳气耗散,发泄无度,风湿数中,真气倾竭,故夭折。即事验之,今中原之境,西北方众人寿,东南方众人夭。其中犹各有微甚尔,此寿夭之大异也。"由此可见,东南之人日常保养,要尽量防止阳气的发泄耗散,保持真气的充盈,避免风邪寒湿的侵袭,才有可能健康长寿。

三、张仲景的体质养生思想

东汉时期,体质养生在《黄帝内经》体质养生思想的指导下,经过张仲景的发扬光大,开始应用于临床疾病的体质调理。

(一)重视养生,未病先防

张仲景不仅是古代伟大的临床医家,而且还是一位深谙《黄帝内经》旨要的养生学家。尤其在体质养生方面,他的许多见解和做法,丰富发展了《黄帝内经》的体质养生思想。《金匮要略》开篇即言"夫治未病者,见肝之病,知肝传脾,当先实脾",这就使治未病的内涵加入了既病防变的内容。同时,张仲景还说:"若人能养慎,不令邪风干忤经络;适中经络,未流传脏腑,即医治之;四肢才觉重滞,即导引、吐纳、针灸、膏摩,勿令九窍闭塞。"明确指出,既病防变不仅是临床治疗的问题,也是养生保健的问题,即在邪风适中经络、四肢才觉困重之时,可以采取导引吐纳、针灸膏摩等手段,以防病邪流传至脏腑。

(二)因体施治,强调食养

张仲景根据大量的临床观察,提出了"强人""羸人""盛人""虚弱家""虚家""酒家""淋家""疮家""衄家""汗家""湿家""亡血家""失精家",以及"素盛今瘦""其人本虚"等多种体质类型,与辨证论治相结合,对其发病、传变及预后,进行了较深入的揭示,将《黄帝内经》的体质理论从针灸临床运用向方药临床运用推进了一大步。

张仲景十分强调食物的疗养作用。在张仲景方中,有不少是食物之品,如生姜、大枣、小麦、大麦、粳米、薏苡仁、赤小豆、鸡子黄、山药、百合、羊肉、猪肤、蜂蜜、饴糖、酒等。这些食物都有不同程度的补益作用,尤其是对脾胃功能的调养更加明显。仲景创制的当归生姜羊肉汤,已是家喻户晓的食疗方。

此外,张仲景对疾病康复中的体质调养有许多独到经验,首创了不少却病康复的养生方。著名的有薯蓣丸、黄芪建中汤、金匮肾气丸、苓桂术甘汤、诃黎勒丸,以及当归生姜羊肉汤等,至今仍为养生家广为使用。特别是肾气丸,经钱乙化裁后的六味地黄丸,至今成为流传最广、使用最多的补益肾阴的名方,是药物调摄体质的经典方剂。

第二节 魏晋至隋唐五代时期

魏晋至隋唐五代时期,由于方士盛行,佛道兴起,中医体质养生学在发展的过程中,充分吸收佛道及民间各流派的养生经验和理论,内容更为丰富和充实。

一、葛洪的体质养生思想

葛洪是东晋时期著名的道教理论家和医药养生学家,所著《抱朴子内篇》,医药养生史料十分丰富,集中反映在《至理》《微旨》《释滞》《仙药》《极言》《祛惑》等篇中。

葛洪的养生主张主要包括以下几个方面:一是特别强调对人体精气的保养,认为精气是人体防止衰老的根本。"身劳则神散,气竭则命终……气疲欲胜,则精灵离身矣。"二是强调养生就是要远离祸害,不伤根本。提出:"养生以不伤为本,凡超越身体之可能,困思、强举、悲哀憔悴、喜乐过差、汲汲所欲、久谈言笑、寝息失守、挽弓引弩……阴阳不交,皆伤也。"又说:"善养生者,先除六害,然后可以延驻于百年。"六害就是名利、声色、货财、滋味、佞妄、妒嫉。"六者不除,修养之道徒设耳。"三是主张众术合修,不刻意拘泥某一种功法,而以简便易行、有益身心为原则,不管什么功法,均可因便取利,根据个人条件选用。

葛洪的另一部著作《肘后备急方》,主要记载的是一些急性病症的治疗方法,这些治疗方法大多简便有效,易于操作,效果灵验。但是它不仅仅着眼于急症,还记载了一些特殊体质的调养方法,丰富了中医体质养生的内容。比如他提到了妇女新产后体质虚弱,可以用鲤鱼汤进行调理;易惊风夜啼的小儿,需要根据面色及舌色表现及时增添衣物;对于过敏体质,如对漆过敏者,葛洪提出了以鸡子黄涂之祛除漆疮的方法。这些特殊的调养方法无疑丰富了中医体质养生的经验。

二、陶弘景的体质养生思想

陶弘景是南朝著名的医药学家和养生学家,著有《本草经集注》和《养性延命录》等。

陶弘景对于体质用药十分重视,提出用药之时一定要考虑病人的体质因素。在《本草经集注》卷一的序录里,他就指出:"案今药性,一物兼主十余病者,取其偏长为本,复应观人之虚实补泻、男女老少、苦乐荣悴、乡壤风俗,并各不同。"可以看出他很重视根据人群、环境、体质、生活习惯等不同要素辨证用药。而且在药物的注释中,陶弘景还着重介绍了它们可以调节体质偏颇的作用。比如黄芪可以补气虚,作为气虚体质患者的调理用药;大黄苦寒,可以荡涤肠胃,推陈致新,可以作为调节中焦有实火,大便易秘结体质之人的用药等等。此书的体质方药理论,不仅能有效指导临床用药,对于中医体质养生的实践也有很大帮助,比如在食疗药膳方面,就可以根据不同人群的体质偏颇,选择合适的药材、食材进行调理。

陶弘景的养生思想,主要体现在《养性延命录》中。在体质养生方面,他的思想主要反映在饮食、吐纳、导引术的炼养中。比如在《食诫》一章中,他提到要按照一年四季的自然变化,选择五味不同的食物,原因就是在四季的环境变化中,人的体质也存在不同的偏向性,这个时候要食用一些调理食物维持人体的体质平衡。在《服气疗病》

这一章中,他介绍了六字服气法,针对不同病症采用不同字音,如吹以去热、呼以去风、嘻以去烦、呵以下气、嘘以散滞、呬以解极,根据不同体质,就可以选择不同的吐字服气方法。书中还记载了每个动作都可以调理不同脏腑的五禽戏,这些导引服气方法都为不同体质、不同脏腑虚弱的人群提供了选择,使中医体质养生发展得更具有多样性。

三、杨上善的体质养生思想

杨上善是隋唐间医家,精于医,诊疗无不愈;所著《黄帝内经太素》一书,对《素问》《灵枢》加以重新编排、注释,为现存最早的《黄帝内经》注本,有甚高的文献价值。该书囊括了《黄帝内经》的学术思想和医学成就,对其原文有所扩充,章节上分门别类,使其内容趋于条理化、系统化。在《摄生》一章里,该书论述了养生的一些重要法则以及日常行为与寿限的关系。《摄生》篇依次为"顺养""六气""九气""调食""寿限"。开篇的"顺养"注重顺天养生、时令养生,强调顺应阴阳养生,"顺之则奇疾除,得长生之道",表明顺天养生可延年益寿。从我国古代文献记载来看,中医对体质现象的论述,最早可上溯到《黄帝内经》时代。杨上善传承了《黄帝内经》对体质的论述,即探求不同体质形成的原因,阐释体质与发病的关系,并根据体质对疾病进行诊治和预防。有效地预防疾病,必须了解个体体质的偏颇,根据不同的体质类型,采取有针对性的预防措施,防微杜渐,从而防止疾病的发生。此外,"故治病者,必明天道地理,阴阳更胜,气之先后,人之寿夭,生化之期,乃可以知人之形气",这是以体质为本的整体观思想。

四、孙思邈的体质养生思想

孙思邈是唐代医药学家、道士,被后人尊称为"药王",非常重视维护体质、养生防病、延缓衰老之道;所著《备急千金要方》《千金翼方》,被誉为中医临床百科全书。《千金翼方》卷十二《养性》主要论述了养性禁忌及老年人养生保健的内容。孙思邈体质养生首重养性,重视饮食对体质健康的影响,引用扁鹊的话说"安身之本,必资于食……不知食宜者,不足以存生"。《养性》中首列"养性禁忌",明确指出了饮食不节、醉酒、房室过度皆可损伤人体健康,乃至因此而影响寿命,故当引起重视。根据老年人脾胃功能弱的体质特点,故而饮食当节制。如《千金翼方·养性·养老食疗》指出:"若贪味伤多,老人肠胃皮薄,多则不消。彭亨短气,必致霍乱。"此外,环境卫生对人体体质也有影响。孙思邈认为居室不宜选"山林深处",只在"人野相近"处,要"背山临水,气候高爽,土地良沃,泉水清美",如能"左右映带,岗阜形胜"当是最好。这种择居的体质养生观,有利于人体的体质养生。

第三节　宋金元时期

宋金元时期的体质养生思想在前代积累的基础上,受儒家理学格物致知和金元医家学术争鸣的影响,不断创新,呈现空前繁荣的景象。

一、陈直的体质养生思想

宋代陈直所著《奉亲养老书》,是一部讲述老年养生的专著。此书记录了大量老年内科病及常见杂病的食疗方法,还论述了老年医学理论、药治和护理要点等。卷末还有急用单方以及老年人生活用药宜忌等内容。本书内容条理清晰,语言流畅,具有很高的医学价值和实用价值。陈直在书中阐述了有关老年人的体质特点,首先提出了老年人"虚阳"体质理论,认为这是一种长寿老人的体质,即"常得虚阳气存,自然饮食得进,此天假其寿也"。所谓"虚阳"体质特点就是:形体健康,精神强健、面色红润、食欲不减退、两手脉大紧数、饮食尚多等。其次,他还在常见老年人的体质基础上,对一般老年人的生理、心理特点,给出了一系列食疗方法、起居宜忌等。如对于体质较为亏虚,易于疲乏的老人,在用药上要斟酌用量,平日多服用一些温阳类药品,如补中益气丸、金匮肾气丸等。在饮食上提倡老年人多喝粥,因为粥类易于消化,又能培补脾胃之气。

二、陈自明的体质养生思想

陈自明,宋代临川(今属江西)人,家中三代为医。他吸取诸家之长,并继承家传良方,精通妇、外两科,著《妇人大全良方》,在中医妇科发展史上占有重要地位。陈自明对于妇人体质特点有着自己独到的见解。首先,他认为妇人总体以血为本,"气血者,人之神也,然妇人以血为基本,则血气宣行,其神自清,月水如期,血凝成孕"。强调"男子调其气,女子调其血",这对于指导妇科疾病、妇人的日常调理养生具有重要作用。其次,他还针对不同阶段的妇人进行了分类论述,指出室女、已婚、七七天癸数尽之后的三类不同时期的女性,在生理、病理上也有着不同的特点。比如同属月经不调,室女侧重于调理心脾,七七天癸数尽之人则要侧重调理肝肾等等。对于妇人的调摄养护,书中主要侧重于妇人胎产前后这一时间段。陈自明详述了妇人怀孕、妊娠、产褥期等一系列养胎、护理、防病知识。针对产后妇女气虚虚竭、气血耗伤的特点,指出补虚是产后调理的第一要点,但是还要适中补虚、不得过补。对于产后护理不当出现的一系列问题,也提出了比较正确的应对方法。

三、钱乙的体质养生思想

钱乙,东平郡(山东东平县)人,生活于北宋年间,专业儿科40多年,是史上著名的儿科大家。他的学生整理其生前的论述、医案、用方而成《小儿药证直诀》一书,系统地反映了钱乙的学术思想,对中医儿科学术的发展有重要意义。

钱乙在小儿体质特点方面有很多著名论点。他认为小儿体质特点有三方面:脏腑柔弱、血气未充;易虚易实、易寒易热;脾脏多弱。针对这三方面特点,钱乙谈到了一系列治疗疾病及日常养护的方法,对于小儿日常调摄有重要指导意义。如钱乙提出"脾主困"的学术观点,对于小儿脾脏多弱的体质特点,除了用药上注意补脾调中、补而不滞之外,在饮食护理上,也体现了重视调理脾胃、重视五脏生化的思想。他提出了有关小儿"忌口"(如忌早食、冷食、寒食)、"慎口""不可令饥",因为饥会伤脾,导致生化无源,要"频与乳食"等观点,对于后世小儿养护和体质认识提供了参考,有效地指导着儿科临床实践。

四、金元四大家的体质养生思想

金元时期是一个中医体质养生学说的创新时期。这一时期,中医体质养生学说的进步主要来自于金元四大家为代表的金元医家的创新。寒凉派创始人刘完素对老人体质有着新的论述；攻邪派代表张子和强调培养人体"正气"的重要性，还提出了"养生当论食补"的体质养生理论；补土派李杲特别强调饮食失调对体质的影响，尤其重视调治气虚体质，培补脾胃之气；滋阴派医家朱震亨，提出重视阴精的重要性，对于阴虚体质之人的调理提出明确方法。这些观点都不断推动中医体质养生学的发展。

刘完素，是后世所称金元四大家中的第一位医家，以他为代表形成了著名的"河间学派"。代表著作有《素问玄机原病式》《宣明论方》等。他突出的学术思想就是提出了"六气皆从火化"的火热论，在临证用药上多以清热利湿为主，善用寒凉之品，所以后世称之为"寒凉派"。刘完素创立了因时、因地、因人辨证施治的典范，也为辨体施养奠定了理论基础。刘完素特别重视人体本质的重要性，强调治病必求其本，认为疾病的发生就是由于外邪侵入后人体本质发生了改变。这样的观点也体现了体质调养的重要性。刘完素对于老年人体质也有精辟的认识。当时的医家普遍认为老年人体质以阳虚为主，流行用温燥之品壮阳。但刘完素认为"年四十而阴气自半"，提出老年人多为"气衰"及"阴虚阳实"之体。他还告诫说"须其临时识其阴阳虚实"，不要盲目进补，要根据自己的实际情况来进行调养，这对现代老年人养生保健也有很高的指导价值。

张从正，"攻邪派"代表人物，主要著作为《儒门事亲》。他在学术上继承了刘完素的思想，理论上提倡攻邪。他认为人体疾病的发生就在于外界各种邪气的侵袭。在体质理论上，他提出了攻邪即是扶正的辩证关系，认为通过攻邪之法，可以宣通气血，调畅气机，邪气得以清除，体内正气自然康复。正是因他重视邪气致病和气血的流通，所以对补法的运用也十分仔细，强调不能滥用补药，要针对不同病情谨慎用药，即使病后进补，也要看病人的具体体质。

李杲，晚年创立了"内伤脾胃"学说为主的理论体系，后世称之为"补土派"，著作主要有《脾胃论》《兰室秘藏》《东垣试效方》等。他认为"人以胃气为本"，脾胃之气与元气的充沛有着密切的关系，提出"脾胃之气既伤，而元气亦不能充"。除此之外，他认为脾胃是人体精气升降的枢纽，如果脾胃受到损伤，人体的气机升降也会失调，由此就会导致疾病的发生。正因李杲格外重视脾胃功能，在体质养生方面，也格外重视对脾胃的调护。他指出了饮食失调对脾胃的损伤，从而造成体质的偏颇，这也就是著名的"内伤脾胃，百病由生"思想。同时他注重"元气"的生理作用，认为脾胃是元气之本，元气则是人体健康之本。他创立的以补中益气汤为首的甘温除热剂治疗气虚内热的方法，对于气虚体质人的临床治疗和生活调养有显著效果。

朱震亨，人称"丹溪先生"或"丹溪翁"，著有《格致余论》《局方发挥》等。朱震亨观察到了在当时时代背景下，人的体质大多脆弱，富贵者多食膏粱厚味，精竭火炽；贫苦者饥寒交迫，郁火内生，再加上当时的《太平惠民和剂局方》中多用温燥之品，导致阴虚体质之人多见。所以他以养阴为立足点，强调了养护阴精的重要性。对于阴精的调护他提出了几种方法：一是晚婚晚育，以待阴气成长；婚后也要节欲保精以养阴精。二是饮食要清淡，五味不宜太过，以滋养胃阴。滋阴降火养真阴，对于阴精虚和阴血虚的不同体质者，可以服用不同的药物进行滋养。这些调理方法在实际生活中都是切实可行的。

五、王珪的体质养生思想

《泰定养生主论》是一部医道结合的养生专著,作者王珪,字君璋,号中阳,道号洞虚子,是元代著名的医学家和养生学家。此书融汇了儒释道三教与中医理论,详细论述了养生之法。王珪提出养生贵在养心,认为只有摒弃私欲,调畅情志,才是善于养生。他在书中强调心性的修养贯穿于人生的各个阶段。作者根据人生不同时期的生理、心理特点,提出了不同阶段的调养方法。对于中医精神养生有重要指导意义。比如人在幼年时期要注重礼仪的培养,所谓"婴幼教之以礼";青少年到壮年期间要有所节制,所谓"童壮戒之在纵";老年人则要看淡得失,所谓"老年戒之在得"。这一系列精神调摄方法,对当今大众养生有着重要指导作用。

第四节 明 清 时 期

明清时期是中医学发展的鼎盛时期。这一时期,中医体质养生全面发展,不仅体质养生的各种经验方法日臻丰富,而且体质养生的思想理论也更加系统周密。

一、龚廷贤的体质养生思想

龚廷贤,明代著名医家,代表作有《寿世保元》《万病回春》。他重视"治未病"和老年调护摄养,对衰老的阐发见解独到。龚廷贤的养生思想主要体现在养生防病重在保养元气、调护脾肾益寿养元、清心寡欲调神养性、提倡饮食得宜、重视调息养元等方面,均是体质养生的调养原则。他认为养生防病重在护养元气,在《寿世保元·自叙》中指出,人身有元神、元气,在人体内发挥着主导作用。人之一身,元气为本,后天保养元气可防百病。其次,龚廷贤强调了先天之本和后天之本对养生保健的重要意义。他认为脾肾乃先后天之本,从脾肾立论探讨衰老机制,创立"先、后天"立论的衰老学说。此学说虽非龚廷贤所独创,但其对老年病的诸多阐发确有许多独到之处,所总结的寿养方法既有理论也有具体实践经验。"善养生者养内"是龚廷贤养生思想的重要内核。所谓养内者,使"五脏安和,三焦守位,饮食得宜,世务不涉,是可长寿",指出"养内"与"养外"有截然不同的效果,从调心、调息、食养、运动等诸方面诠释了"养内"的内涵,列举了许多具体应用方法。如调心方面,龚廷贤主张清心寡欲,其归纳的摄养字诀"省思虑,节嗜欲,戒喜怒"等,言简意赅,便于传颂。在食养方面,他提倡暖食,认为"凡以饮食,无论四时,常令温暖,夏月伏阴在内,暖食尤宜",并认为饮食清淡、素食不但可避免生痰动火,酿成病变,而且可减轻脾胃运化负担。在调息方面,龚廷贤论养生,注重运气调息,养元固本。在《寿世保元》"补益"一卷载有呼吸静功妙诀,并详细阐述了具体操作方法。

二、张介宾的体质养生思想

张介宾是明代杰出的医学家、温补学派的代表人物,主要医学著作有《景岳全书》《类经》等。他治学严谨、勇于创新,在阴阳学说、命门学说等方面的基础理论学术成果对后世影响深远。他的养生学术思想集中体现在《景岳全书》之《先天后天论》《治形论》《天年论》《中兴论》《论虚损病源》等篇中。张介宾关于体质养生的主要观点包括以下几个方面：

第一，明确指出先天遗传因素同寿命之间的密切联系，"故以人之禀赋言，则先天强厚者多寿，先天薄弱者多夭"。

第二，对人体体质的差异性以及后天失养对体质所产生的影响非常重视。他根据长期的临床实践观察，从禀赋的阴阳、脏气的强弱偏颇、饮食的好恶、用药的宜忌、气血的虚衰、病邪的从化趋势等方面，对个体间体质的差异现象进行了比较系统的论述，将体质划分为阴脏、阳脏和平脏三种类型。在他的代表著作《景岳全书·传忠录·藏象别论》中对此有专门的论述："藏象之义，余所类于经文者不啻详矣。然经有所未及，而同中有不同，及有先同后异者，俱不可以不辨也……若其同中之不同者，则脏气各有强弱，禀赋各有阴阳。"

第三，作为温补学派的代表，他强调阳气在养生中的地位，从"阳常不足"立论到温补治法的确立，都蕴含了对阳虚体质的辨识。张介宾认为，"阳常不足"为人体常见的正常体质，在先、后天各种因素作用下，进而发展为阳虚的病理体质。阳虚体质发病多属虚寒，故治疗当温补阳气以治阳虚之本。

第四，辩证地阐述了形与神、形与生命的关系，明确提出养生之要在于治形宝精的主张。张介宾在《类经·摄生类》中明确提出"善养生者，必宝其精"，指出了节欲保精的重要性。此外，他所创立的左归饮、左归丸、右归饮、右归丸，一补阴精，一补阳精，是防治老年病的名方。

三、徐大椿的体质养生思想

徐大椿，清代著名医学家，平生著述颇多，有《医学源流论》《医贯砭》《伤寒论类方》《慎疾刍言》《洄溪医案》等 10 余种。他对人体不同体质的养生方法有着独到认识。徐大椿在《医学源流论·病同人异论》中指出："夫七情六淫之感不殊，而受感之人各殊。或气体有强弱，质性有阴阳，生长有南北，性情有刚柔，筋骨有坚脆，肢体有劳逸，年力有老少，奉养有膏粱藜藿之殊，心境有忧劳和乐之别，更加天时有寒暖之不同，受病有深浅之各异。"从中可以体现出感受病邪与人体本身体质强弱、阴阳、地域、性情、筋骨、肢体、年龄、饮食、心境等方面有关。除此之外，徐大椿对《素问·异法方宜论》中的五方地域人群的不同体质予以发挥，在《医学源流论·五方异治论》中指出："人禀天地之气以生，故其气体随地不同。西北之人，气深而厚，凡受风寒，难于透出，宜用疏通重剂。东南之人，气浮而薄，凡遇风寒，易于疏泄，宜用疏通轻剂……至交广之地，则汗出无度，亡阳尤易，附桂为常用之品。若中州之卑湿，山陕之高燥，皆当随地制宜。"说明自然环境以及相应的生活习惯等方面的不同与体质类型密切相关，不同体质类型在养生方面需要不同的养生方案。例如西北人养生应该重视经络的疏通，东南之人应重视阳气的固密，交广之人应该重视温通血脉，中州之人要健脾除湿等。

四、叶桂的体质养生思想

叶桂，字天士，是中医温病学派的创始人。叶桂不仅临床诊疗卓然超群，且对于养生保健亦深有研究。他寿至八十高龄，仍能为患者诊病，精力不衰。无论是临床还是养生，叶桂都特别重视体质理论的应用。在体质养生方面，叶桂的贡献主要有三点：

一是首先提出"体质"一词。叶桂之前，关于体质的称谓，或称"素"，或称"质"，或称"气体""气质""气禀""禀赋""禀质"等,名称不一,至叶桂《临证指南医案》,始有"体质"之称。该书提到的"体质"一词有 50 多处,如"木火体质""阳微体质""湿热体质""体质阴阳"等。

二是从临床角度对偏颇体质进行分类。叶桂《临证指南医案》主要从人的面色、面型、肤色及形态特征、肌肉的坚结与柔软等方面,辨识个体的体质差异。经考证,该书提到的体质类型至少有木火质、湿热质、肝郁质、阴虚质、阳虚质、脾虚质六种。这种体质分类不仅为临床遣方用药指明了方向,也为康复调摄提供了下手途径。

三是对老年体质有系统而深入的认识。叶桂认为,老年体质总体应该以虚立论,突出表现为下元虚衰和阳明脉衰两个方面。因而老年养生,针对下元虚衰的普遍现象,应该以固摄保真为主,切忌扰动肾阳;针对阳明脉衰,则要重视脾胃阳气的调摄。在具体的养生实践中,叶桂提出老年养生要节制饮食,慎处寒暑,力戒躁怒,谨防劳累,节欲保精。并提倡老年饮食宜薄味清淡,力戒酒肉厚味,因饮酒聚酒,太阴脾阳受伤,痰湿存于体内堆积而易患痰火、中风之类疾病。同时非常重视老年人的精神调摄。对老年疾病中的肝气郁积、肝风动火、肝胃不和者,则应晓以利害,劝说其速戒恼怒,安闲自在,诚治斯疾之良图,有年最宜开怀,唯怡悦开爽,确为养生之良策。

第五节 现代中医体质养生学理论体系的构建与应用

自 1978 年"中医体质学说"的概念第一次被明确提出至今,40 余年来,中医体质学创始人王琦带领课题组先后运用文献学、信息学、临床流行病学、数理统计学、心理学、遗传学、分子生物学等多学科交叉的方法进行中医体质的研究,最终构建了中医体质学这样一门新兴的分支学科。中医体质养生学是其中的重要研究方向之一。

一、现代中医体质养生学创建的时代背景

中华人民共和国成立后,提出了"预防为主"的工作方针。1950 年 8 月 7 日,召开第一届全国卫生工作会议,会议确定了"预防为主,面向工农兵,团结中西医工作者"的卫生工作三大原则,这也是我国最早的卫生工作方针。随着国际医学模式的改变,世界卫生组织已经指出,21 世纪的医学,不应以疾病作为研究对象,而应以人类健康作为医学研究的主要方向;中国提出"疾病防治重心前移",启动中医治未病健康工程。2006 年,国务院发布了《国家中长期科学和技术发展规划纲要(2006—2020 年)》(国发〔2005〕44 号),将"人口和健康"作为重点领域之一,明确提出疾病防治中心前移,预防为主,促进健康和防治疾病相结合的方针。2007 年吴仪副总理在全国中医药工作会议讲话中明确提出要把治未病作为一个重要课题来研究。2008 年 1 月 25 日,首届治未病高峰论坛开幕式暨"'治未病'健康工程"启动仪式,标志着我国在疾病的预防和保健上,不仅有西医学的预防接种,还将具有中医药鲜明特色和显著优势的养生保健。

近年来,推动中医养生保健服务成为国家和政府的重要举措。2009 年 6 月,《国家中医药管理局关于印发中医预防保健服务提供平台建设基本规范(试行)的通知》(国中医药函〔2009〕138 号),规定了提供中医预防保健服务的各级各类医疗卫生机构的服务功能,以实现"未病先防、既病早治、已病防变、瘥后防复"为目标,达到防病

治病、健康长寿的目的。2015 年 4 月国务院办公厅发布《中医药健康服务发展规划（2015—2020 年）》，提出了七项主要任务，其中第一项就是大力发展中医养生保健服务，支持中医养生保健机构发展，并从管理、规范等多方面进行了详细规定。2016 年10 月，中共中央、国务院将"发展中医养生保健治未病服务"写入《"健康中国 2030"规划纲要》。2018 年 5 月，国务院将"大力发展中医养生保健服务"写入《中医药发展战略规划纲要（2016—2030 年）》。

在国家政府的高度重视下，中医养生保健呈现出蓬勃的发展前景。现代中医体质养生学的构建与应用，策应国家需求，是中医养生保健服务中重要的组成部分。

二、现代中医体质养生学的理论构建

（一）体质养生与预防

王琦在 20 世纪 90 年代即提出体质三级预防学说，从调体拒邪、调体防病和调体防变三个演进层次体现了改善体质在预防疾病中的作用，体现了个体化养生防病的理念，为中医从人群角度预防疾病提供了可能的方法与途径。

一级预防亦称病因预防，是针对致病因素的预防措施。对于具有偏颇体质而未发病的人群，应采取相应的措施避免致病因子对人体的侵袭，积极改善特殊体质，增强自身的抵抗力，从而实现对特殊人群的病因预防，阻止相关疾病的发生。

二级预防也就是临床前期预防，即在疾病的临床前期做好早期发现、早期诊断、早期治疗的"三早"预防措施。通过确立偏颇体质与相关疾病发病率的关系，能够很容易地确定某种疾病的高危人群以进行重点预防。

三级预防即临床预防。在治疗中注意积极改善患者的偏颇体质，可以从根本上改善证候，治愈疾病。

（二）体质养生与治未病

《淮南子·说山训》云："良医者，常治无病之病，故无病。圣人者，常治无患之患，故无患也。"所谓"治"，不单纯指医疗，还含有管理、治理、研究等含义，可引申为防止。中医治未病，是指遵循道法自然、平衡阴阳、增强正气、规避邪气、早期诊治、防病传变的基本原则，采取无病先防、欲病早治、既病防变、瘥后防复的措施，从而防止疾病的发生与发展。

中医治未病首要的环节就是：平素养生，防病于先。养生又称摄生，通过精神调摄、饮食调养、起居调护、运动锻炼、穴位保健等多种方法，增强人体对疾病的防御能力，防止疾病的发生，保持身心健康，从而达到延年益寿的目的。《黄帝内经》曰："圣人不治已病治未病，不治已乱治未乱。"强调无病先防是"治未病"的第一要义。

从个体体质入手进行养生调理是开展治未病实践的主要技术。

（三）体质养生与亚健康管理

亚健康是指人体处于健康和疾病之间的一种状态。处于亚健康状态者，不能达到健康的标准，表现为一定时间内的活力降低、功能和适应能力减退的症状，但不符合西医学有关疾病的临床或亚临床诊断标准。亚健康是一种临界状态，如果不及时纠正，易引发心身疾病。

中医体质养生学的发展，为病前状态的预防提供了理论基础和指导。通过体质的调整、优化，可干预亚健康，预防疾病的发生、发展。在生理情况下，针对各种体质及早采取相应措施，纠正某些不良的倾向性，改善和扭转这种病理体质，减少这种易发某类疾病的倾向，从而预防疾病，或减轻病变程度，缩短疗程，并使病情变化趋向于好的愈后。偏颇体质之人，体内阴阳气血已经失调，但尚未发展成疾病，处于病与未病之间。在亚健康状态下，根据各种体质类型进行辨体防治，针对体质特征选择用药，本着"急则治其症，缓则治其体"的原则，或两者兼顾，则可获得准确、全面和有效的治疗。

（四）体质养生与全生命周期健康维护

全生命周期是指人的生命从生殖细胞的结合开始一直到生命的最终止，其中包括孕育期、成长期、成熟期、衰老期直至死亡整个过程。习近平总书记在 2016 年全国卫生与健康大会上提出"努力全方位、全周期保障人民健康"，表明"健康全生命周期"作为新的健康观得到了国家的高度重视，人类的健康要从孕育到老终需要得到全面关注，全方位保障。

人的生命过程经历生、长、壮、老、已不同阶段，各阶段生命力的盛衰呈现不断变化的趋势，表现为其特有的生命现象和规律。全生命周期是一个人从出生之前的孕育到死亡，即从精卵结合开始到生命结束的完整生命过程。王琦提出生命全周期健康的定义：健康是整个生命周期动态发展过程中的持续状态，健康促进需要从生命起始开始，贯穿于生命周期的各个阶段，是连续的、整体的、预测的、个性的、有计划的主动培养和实现的过程。而体质是一种按时相展开的、随着个体发育的不同阶段而不断演变的生命过程。中医体质养生保健服务致力于个体化诊疗、自主自助的健康服务、生命全过程的健康服务以及慢性病早预防早干预，为全生命周期的健康服务积累了理论到实践的经验，在临床上得到了广泛应用。

上述内容已编写出版《亚健康中医体质辨识与调理》《老年人中医体质辨识与调理》《中医未病学》等教材，形成理论体系。

三、现代中医体质养生学的实践应用

（一）现代中医体质养生学的应用基础研究

制定、颁布我国首部《中医体质分类与判定》标准，成为体质养生实践的核心技术。建立起体质养生管理的技术流程：辨体质类型、识健康状态、把握信息、建健康档案、立调护方案、动态监控、干预评估。制定《老年人中医药健康管理服务技术规范》，指导老年人群调体养生。编制《中国成年人中医体质调理指南》，指导体质养生实践。

（二）现代中医体质养生学的社会实践

中医体质养生已纳入国家及各级政府的中医预防保健服务体系，广泛应用于公共卫生领域。从 2009 年起，《国家基本公共卫生服务规范》中纳入了九种体质辨识的内容，实现了中医药首次进入国家公共卫生体系。2011 年，卫生部、国家中医药管理局联合发文指出：要扩大中医体质辨识人群，在医改工作中发挥中医药作用。国家中医药管理局启动"基本公共卫生服务中医药服务项目试点工作"，提出"运用中医体质辨识理论进行健康状态评估，根据不同体质和健康状态提供中医养生保健和疾病防治等健康指导"作为试点地区的项目服务内容。确定 74 个试点地区，覆盖人口达 6 287 万。在国家中医药管理局确定的全国 235 家"治未病"中心，均建立体质辨识中心、体质调养方案。2013 年，九种体质辨识法纳入国家基本公共卫生服务项目《老年人中医药健康管理服务技术规范》，已有三亿老年人受益。

（三）现代中医体质养生学的人才培养

出版《亚健康中医体质辨识与调理》《老年人中医体质辨识与调理》《中医未病学》等教材,设置研究生课程《中医体质学的临床与健康管理应用》,培养中医体质养生与健康管理的专业人才。

杭州师范大学服务国家特殊需求博士人才培养项目——"治未病与健康管理",2013年经国务院学位委员会批准实施,授予学位学科是公共管理学,授予管理学博士学位,2014年正式招生。标志着杭州师范大学形成了健康管理本科、硕士研究生、博士研究生齐全的人才培养项目。

2014年3月"中医体质辨识与调理师"职业培训项目经国家人力资源和社会保障部中国就业培训技术指导中心(CETTIC)立项并批复在全国实施,是国家大力倡导的新职业、新知识、新技术和新技能的精品职业培训项目。中华中医药学会开展"全国基层医疗机构中医体质健康管理培训项目",已在广东、广西、重庆、云南、山东、湖南等地举办八期培训,为8 000余名学员颁发了结业证书。

（四）现代中医体质养生学的文化传播

通过中医药科普宣传周、主题文化节、中医药文化科普巡讲等多种形式,传播中医体质养生文化。创作科学准确、通俗易懂、贴近生活的中医体质养生文化科普作品。借助海外中国文化中心、中医孔子学院等平台,推动中医体质养生文化国际传播。在全国多个地区(北京、江苏、广东、河南、河北、浙江、江西、云南、香港等)进行体质辨识"治未病"的相关讲座和讲学,为部长级领导干部进行了"中医养生文化"的讲座;编写多部养生"治未病"专著,其中《中医治未病解读》为国内第一本全面阐述"治未病"的科普著作,《解密中国人的九种体质》被新闻出版总署和国家中医药管理局推荐为"全国优秀中医药文化科普图书";2008年北京奥运会期间,北京市人民政府推出500万册《首都市民中医健康指南》(王琦为执行主编),且本书以体质保健指南为首篇,并翻译为英文版,向国际社会推介,被评选为"首届北京中医药优秀科普图书";2008年8月19日在北京举办奥运中医养生文化讲座,为到场外国媒体人员进行体质辨识,这一活动入选2008年度中医药十大新闻;在北京市举办的两届中医药文化宣传周上,为市民进行体质辨识;《人民日报》《光明日报》《健康报》《中国中医药报》《北京青年报》《北京晚报》,以及人民网、搜狐网、中央电视台、北京电视台等,对体质辨识治未病与养生保健进行了深入宣传。

建立"中医体质辨识"系统平台,实现体质辨识信息资料的在线采集、统计分析,可供普通民众及专业科研人员应用。上海市长宁区已形成覆盖全区的中医预防保健服务网络,为辖区居民建立体质辨识档案七万余份;承担政府购买社会组织服务项目"面向大众的中医体质辨识推广应用"。

同时与日本、美国、韩国相关团队合作研究,编制了日文版、英文版和韩文版等六个语种的体质量表,实现了国际合作和中医标准的国际化推进。中医体质养生内容受到美国哈佛大学、康奈尔大学等一批学者高度评价,认为有利于全球性的公共健康。

（简 晖 李英帅）

学习小结

体质养生的思想贯穿于中医养生实践过程中,有着悠久的历史。先秦两汉时期以

《黄帝内经》和《伤寒杂病论》为代表,开体质养生之先河,并初步用于临床;魏晋至隋唐五代时期,体质养生学充分吸收佛道及民间各流派的养生经验和理论,内容更为丰富和充实;宋金元时期是体质养生的繁荣创新时期,侧重于临床应用,并呈现出百家争鸣的繁荣景象;明清时期是体质养生的全面发展时期,体质养生的思想不仅继承、整理了前代既有成果,也有许多发挥,在相应的历史背景下表现出其独有的发展特点。随着中医体质学的完全确立,系统构建了现代中医体质养生学理论体系,并在社会实践中广泛应用,策应国家需求,是中医养生保健服务中重要的组成部分。

复习思考题

1. 为什么说《黄帝内经》开启了体质养生的先河?
2. 试谈张仲景与叶天士体质养生思想的不同点。
3. 现代中医体质养生学的理论构建体现在哪些方面?

第三章

体质辨识与调理

📖 **学习目的**

在了解古代体质分类方法的基础上,重点熟悉现代体质分类方法;掌握体质辨识和调理的内涵。

学习要点

九种体质特征的分类依据、命名依据以及表述原则与方法;体质辨识的原则、内容、工具;辨体调理的原则、宜忌、模式。

随着医学模式和医学观念的转变,人们对健康与疾病的认识发生了深刻的变化,以"疾病"为中心的群体医学正逐渐转向以"人"为中心的个体医学。人体生命过程中的特殊规律以及人群中个体差异性受到越来越多的关注。尊重生命的特异性,根据体质特征寻找健康状态变化规律,通过体质辨识和调理指导养生保健和疾病防治,顺应了当今医学发展趋势。而体质辨识和调理的前提则是体质分类。

第一节 体质分类方法

体质分类就是根据人群中个体的不同体质特征,按照一定的标准,采用一定的方法,通过分析、归纳而进行相应的区分,分成若干体质类型。体质分类的理论依据是体质的个体差异性和群类趋同性。只有具备个体差异性,才能将人群中的个体加以区分;只有具备群类趋同性,才能将人群中一定数量的个体加以归类。

一、古代体质分类方法

早在春秋战国时期,《黄帝内经》就对体质类型的分类方法进行了阐述,初步形成了中医体质分类的基本框架。其中,《灵枢·阴阳二十五人》是世界医学史上现存最早对体质类型进行观察、总结并作出分类的重要文献,如篇中所云:"先立五形金、木、水、火、土,别其五色,异其五形之人,而二十五人具矣。"《黄帝内经》以后,历代医家在其基础上,结合各自的临床实践,丰富和发展了中医体质分类的内涵。

（一）《黄帝内经》体质分类法

《黄帝内经》关于体质分类的内容颇多,其分类的主要依据有两方面:①阴阳五行

笔记

理论;②人体的形态结构、生理功能和心理特征等构成体质的要素。其分类的主要方法有阴阳五行分类、体型体质分类、心理特征分类等。

阴阳五行的分类方法是将人体的形体结构、生理功能、心理特征等体质要素,与个体对环境的适应能力、对疾病的易罹性等相结合,属于整体分类法,包括五行分类法和阴阳分类法。其中五行分类法,《灵枢·阴阳二十五人》归纳总结出木、火、土、金、水五种基本类型。如木型体质之人:皮肤苍色,小头,长面,两肩宽阔,背部挺直,身体弱小,勤劳,有才能,好劳心,体力较弱,多愁善感。在五行属性分类的基础上,又与五音(角、徵、宫、商、羽)相结合,根据五音太少、阴阳属性,以及手足三阳经的左右上下、气血多少之差异,将上述木、火、土、金、水五型中的每一类型再分为五类,即成为五五二十五种体质类型。由于五音的变化很大,如在角音之中有正、偏、太、少之分,可分为上角、大角、左角、钛角、判角数类,这与人的体质的多样化相类似。

阴阳分类的方法包括四分法和五分法。四分法主要见于《灵枢·行针》。根据人体阴阳之气的多少、盛衰的不同,以及不同类型之人对针刺得气反应的不同,将体质分为四种类型,即重阳型、重阳有阴型、阴多阳少型和阴阳和调型。但是对不同体质类型的人的行为和形态表现描述较少,只对重阳之人的部分形态、功能和行为特点加以描述,如"重阳之人,熇熇高高,言语善疾,举足善高,心肺之藏气有余,阳气滑盛而扬,故神动而气先行"。五分法主要见于《灵枢·通天》。根据阴阳之气的多少,并结合个体的行为表现、心理性格及生理功能等将体质分为五类,即多阴而无阳的太阴之人,多阴少阳的少阴之人,多阳而无阴的太阳之人,多阳而少阴的少阳之人,以及阴阳之气平和的阴阳和平之人。五种类型体质之人在形态、功能、心理以及对外界适应能力、方式等方面的差异性,在一定程度上揭示了人体某些生命现象的本质特征。以太阳之人为例,该类人因阳气盛、阴气少而暴躁喜动;心理特征为"居处于于,好言大事,无能而虚说,志发于四野,举措不顾是非,为事如常自用,事虽败而常无悔";行为特征为"轩轩储储,反身折腘"。即太阳之人阳气偏盛,随遇而安,好说大话,自信,失败而不后悔,趾高气扬,挺胸抬头。

关于体型分类法,《灵枢·逆顺肥瘦》着眼于体形之肥瘦、年之壮幼,把体质划分为肥人、瘦人、常人三种类型,并根据常人不同的体质特征,将其进一步分为端正、壮士和婴儿等不同体质类型;《灵枢·卫气失常》把肥胖的人按皮肤纹理及皮下结缔组织的特性进一步分为膏、脂和肉三种类型,并且指出这三种人的体态结构、气血多少、寒温的特征各不相同。心理特征分类法包括勇怯分类法和形志苦乐分类法两种,与近、现代心理学中的内容不完全相同。

《黄帝内经》对体质除应用阴阳五行、体型、心理特征分类外,还有五色、地域、脏腑形态特征、脏腑功能、年龄、性别等分类法。

(二)后世体质分类法

历代医家在《黄帝内经》的基础上,结合临床实践,分别从不同的角度,应用不同的方法,对常见的体质偏颇状态及其表现进行分类。张仲景根据临床观察提出了"强人""羸人""盛人""虚弱家""虚家""素盛今瘦""阳气重""其人本虚"等多种体质特征,从不同侧面描述了体质差异。

金元四大家由于所处的历史条件、地理环境的不同,因而导致对人群体质特点认识的差别。寒凉派的刘完素生于北方,北方人多食膏脂,体质刚劲壮实,且多嗜酒,久而蕴热,故从火热立论,用药多寒凉之品。攻邪派的张子和也系北方人,依据北方人体质壮实、饮食厚浊、地气干燥等特点,认为治病重在祛邪,邪去则正安,于是主张用汗、吐、下法攻邪。养阴派的朱震亨为南方人,因南方人体质多柔弱,"阳常有余,阴常不足",治病多用滋阴降火之法。

明清时期对体质分类的认识更加深刻。张介宾从禀赋的阴阳、脏气的强弱偏颇、饮食好恶、用药宜忌等方面,将体质分为阴脏型、阳脏型、平脏型三类。叶桂等医家经过观察,总结出温热病中各种常见的体质类型,如有气壮质的"正气尚旺之人",阴虚质的"瘦人阴不足""体瘦质燥之人",阳虚质的"阳气素虚之人"等不同类型。

后世医家在《黄帝内经》阴阳分类法基础上,紧密结合临床实践,进一步丰富和发展了阴阳分类法,还形成了藏象阴阳分类法、阴阳属性分类法、阴阳虚实分类法和虚弱体质阴阳分类法以及病性分类法等。

二、现代体质分类方法

在古代体质分类方法基础上,现代医家结合临床实践,应用文献学研究方法、流行病学调查方法以及模糊聚类等方法,对体质类型进行了划分。由于观察角度不同,出现了四分法、五分法、六分法、七分法、九分法和十二分法等多种分类方法。而基于王琦对体质九分法的深入研究和取得的成果,目前中华中医药学会以王琦提出的"中医体质分类与判定"为行业标准。

(一)九种基本体质类型的分类依据

王琦继承了古代体质分型的基本原则,结合分析现代以阴阳、气血津液的盛衰、虚实变化为主的分类方法,在提出体质七分法的基础上,通过文献学研究方法,客观地对体质分类及特征进行表述,共检索了《黄帝内经》时代至民国期间重要古代文献108种及现代文献60余种。其中古代文献按照命名、体质特征、发病倾向、形成因素四个方面对有关体质的内容进行全面检索,现代文献按照其记录的体质分类及特征表述进行统计分析,对王琦等11位现代中医体质研究者有关体质分类及特征的表述进行了出现频率的统计。其中,古代文献共有109个体质特征描述,现代文献共有408个体质特征描述,以此作为体质分类及特征表述的参考。结合临床实践,保留了出现频率较高的体质类型,进一步提出了体质九分法,即 A 型(平和质)、B 型(气虚质)、C 型(阳虚质)、D 型(阴虚质)、E 型(痰湿质)、F 型(湿热质)、G 型(血瘀质)、H 型(气郁质)和 I 型(特禀质)九种基本类型,并进行临床流行病学调查加以分析与验证。

(二)九种基本体质类型的命名依据

体质命名应朝着规范化的方向发展。既往体质命名多不统一,如阴虚质又称"盗热质""燥红质"。根据专家论证比较一致的看法是,中医体质分类命名应与中医学基本名词保持一致,使之在理论内涵上相互贯通,便于临床应用,并避免一名多义。目前,临床对体质类型的命名多数都按照阴、阳、气、血、津液的偏颇失衡为命名原则,如气虚质、阳虚质、阴虚质、痰湿质、湿热质、血瘀质、气郁质等。本书中九种基本体质类型的命名,即采取以人体生命活动的物质基础——阴、阳、气、血、津液的偏颇失衡为主的分类方法。分类命名的理论依据是人体脏腑经络、气血阴阳津液在非正常状态下的差异表现,并结合中医学的病因病机理论,这样更便于理解和应用。

（三）九种基本体质类型特征的表述原则与方法

1. 九种基本体质类型特征的表述原则

（1）体质特征的表述必须符合体质的定义，即从形体特征、生理特征、心理特征、病理反应状态、发病倾向等方面反映体质特征。

（2）以体质医学的临床应用性、实践性为原则，从指导临床出发，服从于疾病的诊断、辨证和治疗，为个体化诊疗和临床医学的发展提供理论、方法和途径。

2. 九种基本体质类型特征的表述方法

（1）表述内容：按照定义、体质特征、成因进行体质类型表述，其特征表述从形体特征、常见表现、心理特征、发病倾向、对外界环境适应能力五个方面进行。其中常见表现主要从面色、眼目、口鼻、精神状态、饮食、二便、舌脉等方面的特征进行表述。为了体现不同特征对体质诊断的贡献度，体质研究课题组利用统计方法将特征分为主项和副项。

（2）表述的文献依据：根据古代文献检索和现代文献体质分类及特征表述的数据统计进行表述。

（3）表述的流调依据：近代医家对九种基本体质类型的特征进行了大样本的流行病学调查，总样本数达两万余例。

第二节 体质辨识

中医体质辨识，是以人的体质为认知对象，从不同体质类型和体质状态的各自特性，把握其健康与疾病的整体要素和个体差异，从而为进一步制订防治原则、选择相应的养生和防治方法奠定基础。

一、体质辨识的原则

对人的体质辨识必须遵循共同的原则，就是必须从整体观念出发，全面审查其神、色、形、态、舌、脉等体征及性格、饮食、二便等情况，结合中医辨体论治的实践经验进行综合分析。

（一）整体性原则

整体观是中医体质辨识强调整体审察的认识论基础。人体的外部结构与内部脏腑是有机关联的，整个人体又受到自然环境和社会环境的影响。中医体质辨识中的整体性原则，一方面要求利用望、闻、问、切的手段全面广泛地收集体质资料，而不能只看到局部的体质状况；另一方面是指从整体上进行多方面的考虑，并结合时、地、病的特殊性，对人体体质状态进行全面分析，综合判断。

（二）形神结合原则

神是机体生命活动的体现。形健则神旺，形衰则神惫，人的精神状态和面部气色常能显示出体质的强弱。"夫气由脏发，色随气华"（《四诊抉微》），神色是五脏气血盛衰的表现。

平和体质的人，五脏无偏胜，气血调和，阴平阳秘，必然精神健旺，气色明润，目光有神，言语响亮，耳听聪敏。而偏颇体质则有其不同的病理性气色。人体的形态结构与心理特征存在特异性的对应关系，一定的形态体貌必然对应一定的性格特点，只有全面观察,形神结合,才能对体质类型作出准确判别。

（三）舌脉合参原则

诊察舌脉在分辨体质的差异性上有重要参考价值,如阳虚质多舌胖、血瘀质多舌紫等,因此要对舌的神、色、形、态以及苔色、苔质进行全面观察。

诊脉时应注意,身躯高大的人则脉的显现部位较长;矮小的人则脉的显现部位较短;瘦小的人脉常濡软;肥盛的人脉常沉细;阳盛质多见阳脉,阴盛质多见阴脉。

还须注意不同地理环境对脉象的影响。清代张璐《诊宗三昧》说:"江南之人,元气最薄,脉多不实……西北之人,惯拒风寒,素食煤火,内外坚固,所以脉多沉实……滇粤之人,恒受瘴热,惯食槟榔,表里疏豁,所以脉多微数,按之少实。"

此外,如年龄、性别、民族、先天禀赋、家族遗传、性格类型、饮食习惯、居住环境、工作情况、社会关系以及疾病因素等,均对体质有影响,常在舌脉上有所反映,在亚健康的体质辨识上应予注意。

二、体质辨识的内容

人体的形态结构、生理功能和心理状态是构成体质的基本要素。一定的形态结构,必然表现为一定的生理功能,而伴随着形态结构、生理功能的变化,又会产生一定的心理过程和个性心理特征。认识与辨析体质,必须依据个体的肤色、形态、举止、饮食习惯、性格心理特征,以及对季节的适应性、对疾病的易感性等方面表现的特征。因此,体质辨识的内容通常包括以下几个方面。

（一）辨形态结构特征

人体形态结构上的差异性是辨析个体体质的重要内容。人体的形态结构是生理功能和心理活动的基础,又是精气盛衰和代谢情况的客观表现,包括外部形态结构和内部形态结构。外部形态结构是由体表直接表现出的特性,是用感觉器官直接观测到的体质要素,包括体格、体型、姿势、营养状况等。内部形态结构包括脏腑、经络、精气血津液等,是体表直观性体质要素的决定因素,是决定其外显特征的内在基础。中医藏象学说认为,五脏与形体有着配属、表里关系,因而观察形体的强弱胖瘦,可以测知内脏的坚脆、气血的盛衰等。一般认为五脏强壮,外形也强壮。如骨骼粗大,胸廓宽厚,肌肉充实,皮肤润泽,举动灵活等,是强壮的征象,多见于强壮体质;骨骼细小,胸廓狭窄,肌肉瘦弱,皮肤枯燥,举动迟缓,反应迟钝等,是衰弱的表现,多见于虚弱体质。关于形态结构的辨析,中医主要通过望诊观察形态、体型、体态、头面、五官、躯干、四肢、皮肤、面色、毛发及舌象等,以了解个体的体质状况及体质差异。

（二）辨生理功能特征

人体生理功能上的差异性也是个体体质辨析的重要内容。因为体质是在遗传性和获得性的基础上表现出来的人体形态结构、生理功能和心理状态的综合的相对稳定的特征,而心理活动状态是在一定的形态结构和生理功能的基础上产生的。因此,体质首先是形态结构和功能活动的综合体。

形态结构是产生各种生理功能的基础,一定的形态结构必然表现为一定的生理功能,机体内部和外部的形态结构特点决定着其功能反应的形式和反应强度、频率等,决定着机体生理功能及对各种刺激反应的差异。人体的生理功能是内部形态结构完整性、协调性的反映,是脏腑经络及精气血津液盛衰的体现。机体对外界的反应和适应能力、自我调节能力、防病抗病能力、新陈代谢情况等,均是脏腑经络及精气血津液生理功能的体现。中医主要通过望目光、色泽、神情、体态,以及呼吸、舌象、脉象等,重点了解个体的精神意识、思维活动以及对外界的反应和适应能力、自我调节能力、防病抗病能力、新陈代谢情况等,从而可以判断机体各脏腑生理功能的个体差异性。如神志清楚,两目灵活,面色荣润,肌肉不削,动作自如,说明精充气足神旺,多见于平和体质;如精神不振,两目乏神,面色少华,肌肉松软,倦怠乏力,少气懒言,动作迟缓,说明精气不足,功能减退,多见于气虚体质或阳虚体质。

（三）辨心理特征

心理是指客观事物在大脑中的反映,是感觉、知觉、情感、记忆、思维、性格、能力等的总称,属于中医学"神"的范畴。"人有五脏化五气,以生喜怒悲忧恐"(《素问·阴阳应象大论》),神志活动的产生和维持有赖于内在脏腑的功能活动,以脏腑精气为物质基础,但脏腑精气藏于内而不能直接得以观察,精气显象于外可以形成相应的心理活动,使个体容易表现出相应的心理特征。

心理特征的差异主要表现为人格、气质、性格的差异。中医辨心理特征主要通过观察情绪倾向、感情色彩、认知速度、意志强弱、行为表现等方面,了解人体气质特点与人格倾向。如阴虚质的人多性情急躁、外向、好动,阳虚质的人性格多沉静内向,气郁质的人多内向不稳定、忧郁脆弱、敏感多疑等。

辨体的基本内容综合了形态结构、生理功能和心理特征三个方面,概括了构成体质的基本要素,也深刻把握了个体生命的本质特征,能对体质特点作出准确判断。如痰湿体质的人,形态结构表现为体形肥胖、腹部肥满松软;生理功能多见皮肤出油较多、多汗、汗黏、眼胞轻微浮肿、容易困倦、对梅雨季节和潮湿环境适应能力较差等;心理特点以温和稳重多见。

三、体质辨识的工具

辨析体质类型需要科学评价体质和能对其进行科学分类的测量工具。王琦带领体质研究课题组在"体质可分论"和九种基本中医体质分类的基础上,开发了适用的测量工具。

基于"体质可分论",以平和质、气虚质、阳虚质、阴虚质、痰湿质、湿热质、血瘀质、气郁质、特禀质九种基本中医体质类型为概念框架,按照量表开发的科学程序和方法,体质研究课题组编制了评价中医体质类型的标准化测量工具——中医体质量表。进而在中医体质量表的基础上,制定了《中医体质分类判定标准》,为体质辨识提供了科学的适于自评的测量工具。

（一）中医体质量表和中医体质分类判定标准

1. 中医体质量表　中医体质量表突出了如下特点:①量表从充分体现中医体质类型内涵入手,在中医体质理论指导下,从体质内涵包括的形体特征、心理特征、病理反应状态、发病倾向、适应能力等方面,提取出易于自评的有代表性的条目,保证了量表结构的合理性、内容的完整性、条目的代表性,可以说是一个有充分依据的体质量表。②在填写方式上以自评为主,避免了医生判断的主观性。因文化程度较低等原因无法自评时,可由测试者逐条询问,由被测者按自己的主观感受和标准进行评价。③量表采用标准化计分方式,将被测者的主观信息进行量化评分,易于操作,便于比较,既能对个体的体质倾向性进行判定,又能对人群的体质分布情况做出评价。而且,量表对评价指标的理论假设具有一定的全面性、科学性,研究的步骤和构想比较客观、合理,量表的实用性、再现性、亚量表内部一致性的性能评价获得了良好的结果。另外,与简明健康状况调查问卷比较也呈示了效标效度。因此,可认为中医体质量表作为中医体质分类的一个指标应用是可行的,是一个适宜的测量工具,能够在一定程度上对人群以及个体的体质进行量化评价。

2. 中医体质分类判定标准　基于中医体质量表科学评价结果,经专家多次论证、大样本流行病学调查和统计分析,王琦带领课题组制定了《中医体质分类判定标准》,将平和质的判定结果分为"是""基本是"和"否",将偏颇体质的判定结果分为"是""倾向是"和"否"。具体来说,各体质类型的判定是依据中医体质量表计分结果的转化分数进行。平和质的判定标准:8 种偏颇体质转化分均<30 分,且平和质转化分≥60 分时,判定为"是";8 种偏颇体质转化分均<40 分,且平和质转化分≥60 分时,判定为"基本是";否则判定为"否"。8 种偏颇体质的判定标准:偏颇体质转化分≥40 分,判定为"是";偏颇体质转化分为 30~39 分,判定为"倾向是";偏颇体质转化分<30 分,判定为"否"。

（二）兼夹体质判定的雷达图

兼夹体质是指同一机体同时具有两种以上体质特征的体质状态。在实际生活与医疗实践中,虽然可以发现较为典型的某种体质,但多数人的体质特征是不典型的。现实中平和质人数并不太多,而同时具备两种或两种以上体质特征——兼夹体质者为多,即多数情况下人们所显现出的是兼夹体质。而在众多的体质问题中,有关兼夹体质一直未能有较好的综合判定方法。因此,建立科学而可行的方法判定兼夹体质具有重要意义。

雷达图(radar chart)是一种能对多变量资料进行综合分析的图形,是一种数据表征的技术,适合在二维平面上直观形象地反映多个指标的变动规律。

具体制作方法为:若有 N 个维度的评价指标,则将整个圆(360°)做 N 等分,每个等分位置画一条半径,构造成 N 个数轴。然后,在每一单向轴(每个评价指标)上根据水平级数进行等分(如五分制、百分制等)。对每个样本来说,分别将 N 个观察值点映射到相应轴的位置上去,连接起来就成了这个样本的雷达图。在兼夹体质判断中,需要对多种信息进行综合分析,做出体质的辨析。雷达图可用做多指标的数量比较和描述,故雷达图的使用对兼夹体质的判定具有重要价值。

兼夹体质判定的雷达图分析方法:

（1）应用体质研究课题组开发的中医体质量表对个体进行调查,计算出平和质、气虚质、阳虚质、阴虚质、痰湿质、湿热质、血瘀质、气郁质、特禀质等九种体质类型的得分。

（2）根据中医体质分类判定标准判定个体体质类型是属于平和体质还是偏颇体质。

（3）如判定为偏颇体质,进一步应用雷达图帮助我们直观地表征其气虚质、阳虚质、阴虚质、痰湿质、湿热质、血瘀质、气郁质、特禀质 8 个亚量表指标和相应的得分水平。在雷达图轴向上,偏颇体质倾向较强者具有较长的射线段。图 3-1 就描述了两个不同个体在 8 种偏颇体质的分析中表现出来的总体情况。

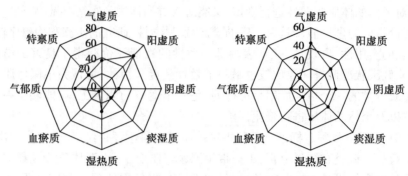

图 3-1　中医体质类型得分雷达图

上述体质辨识工具——中医体质量表、中医体质分类判定标准、兼夹体质判定的雷达图等,对于个体体质类型的辨识具有较强的可操作性。而且,对于研究一般人群的中医体质分布规律、不同人群体质类型的分布特征、体质与疾病的相关性、辨体论治等,提供了标准化的测量方法和工具,具有广泛而重要的实用价值。

第三节　体质调理

中医体质调理,是基于辨体论治的思路、方法及其成功经验,针对个体的体质特征,通过合理的精神调摄、饮食调养、起居调护、形体锻炼等措施,达到改善体质、养生保健的目的。

一、辨体调理原则

(一)治病求本,本于体质

体质在治疗学上的意义突出体现在"治病求本"的治疗原则上。"治病求本"就是抓住疾病的本质进行治疗。清代喻昌《医门法律·申明〈内经〉法律》云:"故凡治病者,在必求于本,或本于阴,或本于阳,知病之所繇生而直取之,乃为善治。"说明治病求本即是求其阴阳动静、失衡的倾向性而治,而阴阳偏颇、证候表现无不关系于体质。因此从某种意义上说,治本即是"治体"。

辨体论治是"治病求本"的具体体现和运用。调节体质、改善体质对疾病的治疗起着重要的作用。如中医治疗疮疡,其局部红、肿、热、痛,应清热解毒。但对某些体质虚而疮疡难愈者,须用补虚托毒的方法才能取效。此外,调理体质也可预防或减轻某些体质的易发病,如用玉屏风散可预防或减轻气虚体质之感冒。

(二)因人施治,权衡制宜

因人制宜实指"因体质制宜",即根据年龄、性别、禀赋、生活习惯、地理环境等因素形成的不同体质进行治疗。徐大椿在《医学源流论·病同人异论》中指出:"天下有同此一病,而治此则效,治彼则不效,且不惟无效,而反有大害者,何也?则以病同而人异也。夫七情六淫之感不殊,而受感之人各殊。或气体有强弱,质性有阴阳,生长有南北,性情有刚柔,筋骨有坚脆,肢体有劳逸,年力有老少,奉养有膏粱藜藿之殊,心境有忧劳和乐之别,更加天时有寒暖之不同,受病有深浅之各异。"说明人之体质不同,即使病同,治也有宜于此而不宜于彼者,应因人而施治。可见,因人施治是个体化治疗方法的体现。

不同个体在形体、心理上都有各自的禀赋特点,因而有强弱之异、偏寒偏热之殊、阴阳盛衰之别,故在防治疾病过程中要考虑到患者的体质特点。如邪盛体实者治以泻法,体弱邪微者治以补法,从阴化寒者治以温通,从阳化热者治以清泄,处处兼顾其素禀特点。再如对虚人感冒,在扶正解表治法的基础上,对于气虚者宜益气解表,用人参败毒散;阳虚者宜温阳解表,用麻黄细辛附子汤。临证治病必须审度患者的体质,权衡强弱而治,做到"因人制宜"。

（三）同病异调，异病同调

"同病异调"和"异病同调"常常反映在体质的同一性上。当同一种疾病在某一阶段为体质个性所左右时,就会表现为不同的证,应采取不同的治法,谓之"同病异调"。如相同的环境、相同的时令,同感风寒而致咳嗽、咯痰、寒热等共同症状,在阳热偏亢之体则会出现咯黄黏痰、口渴咽痛、苔薄黄、脉浮数等脉症;在阴寒偏盛之体则会见咯痰清稀、脉浮等脉症。此证随体质而化,故有同病异调之法。

某种体质类型可揭示多种疾病的发病倾向,并成为发病基础,抓住体质特征可执简驭繁。如糖尿病、高血压、高脂血症、冠心病、脑卒中是与肥胖有关的"代谢综合征",与痰湿体质有内在关联,成为发病的"共同土壤";湿热质发病倾向为易患疮疖、黄疸、热淋、血衄、带下等病,均可出现面垢油光、口苦口臭、便秘尿赤、急躁易怒、舌质红、苔薄黄或黄腻、脉数或弦数等湿热体质特征。这些不同的疾病在某一阶段为体质共性所影响时,就会产生相同的病理变化,在治疗上则可采用相同的方法,谓之"异病同调"。

二、辨体调理宜忌

（一）治则宜忌

因个体体质差异而调体法则各有宜忌。如汗法适用于表证,但对于阴虚质、气虚质、阳虚质及气血不足之人,即使需要汗法,也宜扶助正气以攻补兼施,忌单纯使用汗法。如《伤寒论》曾告诫咽喉干燥者、亡血家、衄家、淋家、疮家等不可发汗。"若酒客病,不可与桂枝汤,得之则呕,以酒客不喜甘故也。"如属湿热体质者服之,则其后必吐脓血。由此可见,病证虽同,但体质有异,故治法应因体质而变。

吐法、下法均属攻克之法,用之不当最易伤人元气,伐人阴精,凡气虚质、阳虚质、阴虚质之人不宜妄用。

温法宜于气虚、阳虚体质之人,而阴虚体质之人则应忌用,避免辛温燥热之剂化燥伤阴。

补法在调整和改善体质中具有重要意义,因形成虚性体质的机制在于脏腑功能失常,阴阳气血失调,其关键多在于虚,或是以虚为主,因虚致实。故应根据体质特点,辨清气血阴阳与脏腑功能状况而补。使用过程中强调治疗个体化,因人而异,随体质而加减,并注意用药反应,避免补剂使用时间过长、过量而犯"虚虚实实"之诫。

（二）药性宜忌

药物性味各有偏颇,以药物气味之偏调理纠正患者体质阴阳气血之偏,则为用药之所宜;相反,若以药物气味之偏从其体质阴阳气血之偏,则为用药之所忌。如阴虚体质之人用药宜甘寒清润,忌苦寒沉降、辛热温散,饮食当避辛辣;阳虚体质之人宜益火温补,忌苦寒泻火,妄伐伤正;气虚体质之人宜补气培元,忌耗散克伐;气郁体质之人宜疏肝调气,忌燥热滋补;血瘀体质之人宜疏通血气,忌固涩收敛;痰湿体质之人宜健脾化痰,忌阴柔滋补;湿热体质之人忌刚燥温热、甜腻柔润、滋补厚味。

(三)针刺宜忌

体质有差异,针刺反应有别,因而施用针刺亦有宜忌。如《灵枢·逆顺肥瘦》记载,肥人"年质壮大,血气充盈,肤革坚固",针刺宜"深而留之";瘦人"皮薄色少""血清气滑,易脱于气,易损于血",针刺宜"浅而疾之";壮士针刺宜"深而留之,多益其数";婴儿者"肉脆血少气弱",针刺宜"以毫针浅刺而疾发针";而常人"端正敦厚""血气和调",针刺应遵循其"常数"。《灵枢·寿夭刚柔》指出:"刺布衣者,以火焠之;刺大人者,以药熨之。"《素问·血气形志》有因人"五形志"不同而分别医治之范例。《素问·异法方宜论》提出生活的地理环境不同而体质及常见病有异之规律,"治所以异而病皆愈",如东方之域其病多为痈疡,治宜砭石;西方者其病生于内,治宜毒药;南方者多病挛痹,治宜微针;北方者脏寒生满病,治宜灸法;中央者其病多痿厥寒热,治宜导引按跷等,其原理在于"得病之情,知病之大体"。

三、辨体调理模式

(一)辨体调理的内涵及意义

辨体调理以"体病相关"和"体质可调"理论为依据。"体病相关论"认为体质类型影响疾病发生发展趋势;"体质可调论"认为通过干预措施可以调节偏颇体质。由于体质与疾病相关,且可变、可调,使辨体调理的实施成为可能。

"治未病"是中医学先进的医学思想,即所谓"未病先防""既病防变""瘥后防复"。而在实践中如何做到"治未病""见微知著",从证、从病的角度考虑往往难以早期把握。由于体质决定着个体对某种致病因子的易感性及其所产生的病变类型的倾向性,还决定着证候的形成与演变,影响疾病的发生、发展与转归,是病、证产生的背景和重要物质基础,所以从体质入手可预见疾病发生发展的信息,从而做到尽早发现,及时调理,逆转病程。这就是辨体调理预防疾病的重要意义所在。譬如流行病学调查表明,痰湿体质者糖尿病、脑卒中、冠心病、高脂血症、痛风的发生率较高,通过化痰祛湿法对体质进行调理,可以预防这些疾病的发生。

(二)辨体调理的基本原则

1. **身心并调** 体质构成涉及身体和心理两大方面,纠正偏颇体质以干预亚健康要从形态结构及其功能、心理状态等方面入手。因此,在辨体调理上必须兼顾身心,调整脏腑阴阳气血之偏、精神情志之变,从而达到中医所谓"形与神俱"的境界。

2. **多法兼施** 由于亚健康状态是多因素作用的结果,因此辨体调理干预亚健康不只限于辨体用药一途,应该是药食同施、针药结合,综合运用辨体方药、饮食药膳、针灸推拿等手段,并从精神调摄、运动锻炼、生活起居调护等方面全方位调节。

(三)辨体调理的基本模式

辨体调理包括辨体质类型以调理和辨体质状态以调理两个方面。

1. **辨体质类型以调理** 辨体质类型主要是对阴虚之体、阳虚之体、气虚之体、痰湿之体等不同体质进行分类。在调理措施上或补其阴,或温其阳,或益其气,或利其湿等,以恢复其阴阳平衡,实即治本之意。按九种体质分类进行调理是目前比较公认的干预模式。

2. 辨体质状态以调理　辨体质状态包括辨体质的强弱胖瘦、年龄长幼、南北居处、奉养优劣等,其中又包含人的肤色、形态、举止、性格、心理、饮食习惯以及对地域和季节气候变化的适应能力等。辨体质状态进行调理是干预亚健康状态的又一重要模式。

(倪　诚　英　孝)

学习小结

体质分类方法包括古代体质分类方法和现代体质分类方法。古代体质分类方法包括《黄帝内经》体质分类方法和后世体质分类方法。《黄帝内经》体质分类的主要方法有阴阳五行分类、体型体质分类、心理特征分类等。后世医家在《黄帝内经》的基础上,还对临床常见的体质病理状态及其表现类型作了分类。现代体质分类是在继承前人成果基础上,从临床实践角度对现代人常见的体质类型进行了分类而成。其主要方法包括四分法、五分法、六分法、七分法、九分法和十二分法等。目前中华中医药学会以王琦提出的"中医体质分类与判定"为行业标准。

中医体质辨识,是以人的体质为认知对象,从不同体质类型和体质状态的各自特性,把握其健康与疾病的整体要素和个体差异,从而为进一步制订防治原则、选择相应的养生和防治方法奠定基础。人是一个与自然界"天人合一"的有机整体,在体质辨识的过程中,必须把握整体性原则、形神结合的原则以及舌脉合参的原则。

由于人体的形态结构、生理功能和心理状态是构成体质的三大要素,因而体质辨识的内容主要有辨形态结构、辨生理功能和辨心理状态的特征3个方面。

体质辨识,需要科学评价体质和能对其进行科学分类的测量工具。中医体质量表和中医体质分类判定标准、兼夹体质判定的雷达图,对于个体体质类型的辨识具有较强的可操作性;对于研究一般人群的中医体质分布规律、不同人群体质类型的分布特征、体质与疾病的相关性、辨体论治等,具有广泛而重要的实际应用价值。

体质在治疗原则的确定,具体治疗方法的选择和方药使用,临床方药与针刺治疗的宜忌,以及治疗的反应性、耐受性等方面,均有重要作用。中医体质调理,是基于辨体论治的思路、方法及其成功经验,针对个体的体质特征,通过合理的精神调摄、饮食调养、起居调护、形体锻炼等措施,达到改善体质、养生保健的目的。辨体调理原则有三:①治病求本,本于体质;②因人施治,权衡制宜;③同病异调,异病同调。辨体调理包括辨体质类型以调理和辨体质状态以调理两个方面。

复习思考题

1. 九种基本体质类型的分类、命名依据是什么?
2. 如何理解体质辨识与体质调理的原则?
3. 体质辨识的常用工具有哪些?

第四章

体质养生实践

📝 **学习目的**

　　掌握个体化生命周期质量提升的特点、个体化养生防病的特色以及个体化健康管理的优势,熟悉全生命周期、体质三级预防、健康管理的概念。

学习要点

　　个体化生命周期质量提升的特点;体质三级预防的概念,个体化养生防病的特色;个体化健康管理的优势。

　　体质养生的实践价值主要体现在个体化生命周期质量提升、个体化养生防病和个体化健康管理三个方面。养生不仅要"活得长",更要"活得好"。体质呈现出生命周期的时相性,体质养生既可以延长生命周期的长度,又能够提升小儿、青少年、成年人、老年人等不同体质状态人群的生命周期质量,实现了养生的核心目的。养生还有一个重要的目的是强健身体,预防疾病。体质养生从三级预防角度实现个体化防病的分级预防。健康管理作为一门新兴产业,与提升国民健康水平密切相关。体质养生为实现自主自助式个体化健康管理提供了重要的方法和手段。

第一节　个体化生命周期质量提升

一、全生命周期的理念

　　全生命周期是指人的生命从生殖细胞的结合开始一直到生命的最终止,其中包括孕育期、成长期、成熟期、衰老期直至死亡整个过程。习近平总书记在 2016 年全国卫生与健康大会上提出"努力全方位、全周期保障人民健康",表明"健康全生命周期"作为新的健康观得到了国家的高度重视,人类的健康要从孕育到老终需要得到全面关注、全方位保障。

　　中医学很早就开始了全生命周期的研究与探讨。如在《素问·上古天真论》中说道:"女子七岁,肾气盛,齿更发长……七七任脉虚,太冲脉衰少,天癸竭,地道不通,故形坏而无子也。""丈夫八岁,肾气实,发长齿更……八八则齿发去。肾者主水,受五脏六腑之精而藏之,故五脏盛,乃能泻。今五脏皆衰,筋骨解堕,天癸尽矣,故发鬓白,身

36

体重,行步不正,而无子耳。"《灵枢·天年》中说道:"人生十岁,五脏始定,血气已通,其气在下,故好走……百岁,五脏皆虚,神气皆去,形骸独居而终矣。"涵盖了生命从幼年到老年的生命阶段。中医体质学认为,健康是指不同个体在生命过程中与其所处环境的身心和谐状态,及其表现对自然及社会环境良好的适应调节能力;而体质是一种按时相展开的、随着个体发育的不同阶段而不断演变的生命过程。

生命周期每个阶段都有内在联系,体现了健康的生命过程性、状态性、整体性、自适应性的特征。

1. 健康的生命过程性　根据生命不同时期对健康状态进行监测与判定,将健康维护与干预持续实施于生命过程的各个阶段,并保持动态调整,以保证健康状态的相对稳定和持续发展,在目前健康状态下具备保持未来健康的视角。

2. 健康的状态性　健康不仅是人体各组织器官客观检查指标处于正常值范围,还强调个体自身主观感受的重要性。人的生、长、壮、老过程以周期性的时相展开,并以一定的表征呈现其状态,故健康状态是人体在一定时间内形成的形态结构、生理功能、心理状态、适应外界能力的综合表达,从时间变化所处状况的角度研究生命过程,使之对健康重新认识与把握。

3. 健康的整体性　健康是人体生命活动过程中全身各个组织器官生理与心理活动统一协调的结果,同时也是人体与外部自然和社会环境统一协调的结果。体现身心统一性与天人合一性,体现"生理-心理-社会-环境"四者的和谐统一。

4. 健康的自适应性　健康需要个体在全生命周期过程中具有对社会和自然环境良好的心理和生理自适应调节能力。健康状态的个性化和多样化,与不同个体的适应调节能力密切相关。新的健康模式应逐渐减少直接干预,注重引导自身健康功能,增强人类自身的调节能力。

生命全周期的健康服务与全球健康促进事业发展息息相关,建立覆盖全生命周期的大健康战略体系,需要政府、社会、医院、社区、家庭、个人共同承担责任。生命全周期健康服务应当以维护和促进人类在全生命周期的健康为目标,结合人类生命周期中不同阶段的特点,以期建立覆盖全生命周期的健康服务,并联合医学、健康学、心理学、信息学、管理学等多学科形成高度综合的服务模式。

二、个体化生命周期质量提升的特点

"养生"一词最早见于《庄子·内篇》,所谓"生",生命、生存、生长之意;所谓"养",保养、调养、补养、护养之意。"养生"的内涵,一是如何延长生命的时限,二是如何提高生活的质量。

(一)生命周期延长

养生的一个重要的目的就是"延年",即"活得长"之意。《黄帝内经》云:"上古之人,其知道者,法于阴阳,和于术数,食饮有节,起居有常,不妄作劳,故能形与神俱,而尽终其天年,度百岁乃去。"主要指要掌握自然规律,根据天地阴阳法则调和各种方式,有节制、有规律地安排饮食和起居,做到形神统一,便能尽其天年。现代对于人类自然极限寿命的推算,应该在 100～175 岁。全国老龄工作委员会曾经在全国做过调查,男性的最高年龄是 131 岁,女性是 122 岁。按照人类寿命极限来说,60 岁、70 岁还处在中年,而不是老年时期。为什么现代人并没有达到人类生命极限?原因在于对生命的调护即养生做得还不够。因此,采取个体化养生方法对于延长生命周期有重要意义。

(二)生命质量提高

虽然"尽其天年"是养生的一个重要目的,没有生活质量的寿命延长,颤颤巍巍活到百岁只是一场空欢喜。因此,养生的另一个重要目的是"益寿",即"活得好"之意。体质现象是形态结构、生理功能和心理状态方面的综合,与生命质量有着密不可分的关系。通过体质与健康相关生命质量的相关分析,不同的体质类型对生命质量影响不同。八种偏颇体质比之平和质,健康相关生命质量得分均显著降低,健康状况较差。个体化养生能够针对不同性别、不同年龄人群体质类型的健康状况特点采取相对应的调整体质的措施,改善健康状况,提高健康相关生命质量。

第二节 个体化养生防病

预防,就是采取一定的措施,防止疾病的发生与发展。哈佛公共卫生学院疾病预防中心的研究表明,20 世纪 70 年代中期以来,美国开始重视注意行为和环境对人类健康的影响,开展以"合理膳食、适量运动、戒烟限酒、心理平衡"为基石的健康教育,使高血压发病率下降 55%、脑卒中发病率下降 75%、糖尿病减少 50%、肿瘤减少 1/3,使美国人均预期寿命延长 10 年,而用于这方面的费用仅为同一时间医疗费用的1/10。由此可见,"治未病"绝不是现有医学的延伸,而是有着全新的内涵和广阔的领域。当代医学模式的特征是从治疗扩大到预防,整个卫生事业纳入到预防的轨道。而体质养生在预防医学中的意义尤为重要。体质三级预防学说的提出,从调体拒邪、调体防病和调体防变三个演进层次体现了改善体质在预防疾病中的作用,为中医从人群角度预防疾病提供可能的方法与途径。

一、体质三级预防体系

(一)一级预防

一级预防亦称病因预防,是针对致病因素的预防措施。个体体质的特殊性,往往导致机体对某种致病因子的易感性。特殊体质与相应病邪之间存在同气相求现象。如痰湿体质易感湿邪,易患痰湿为患的疾病如眩晕、胸痹、痰饮等。因此,对于具有偏颇体质而未发病的人群,应采取相应的措施避免致病因子对人体的侵袭,积极改善特殊体质,增强自身的抵抗力,从而实现对特殊人群的病因预防,阻止相关疾病的发生。

体质决定了个体的正气强弱,而正气又是疾病发病与否的内在决定性因素。体质强则正气足,机体的抗邪能力亦强,就能够有效地预防疾病的发生。体质弱,则易于感邪而为病。因此,增强体质,提高正气抗邪能力是未病先防的关键。朱震亨在《丹溪心法·不治已病治未病》中说:"与其救疗于有疾之后,不若摄养于无疾之先……未病而先治,所以明摄生之理。夫如是,则思患而预防之者,何患之有哉?此圣人不治已病治未病之意也。"因为体质是个体生命过程中,在先天遗传和后天获得的基础上表现出的特质,所以体质特征受先天与后天多种因素的影响,要增强体质,提高正气抗邪能力,必须重视先天禀赋对个体体质形成维护的影响,同时还要重视后天调养的重要作用。因此,增强体质,提高正气抗邪能力,达到未病先防的目的,可从以下几个方面采取措施。

1. 优生优育　生育是影响后代身心健康的重要因素。优生优育是改善人类的遗传素质，防止出生缺陷，提高人口质量的关键环节。人类很早就认识到择偶和生育的年龄影响后代的健康状况。要培养出健康的新生命，防止遗传性疾病和先天疾病的发生，提高人口质量，必须避免近亲结婚，重视婚前检查，注意结婚和生育年龄，对遗传性疾病患者及其亲属进行婚育指导，必要时采取适当的优生优育措施。除此之外，母体妊娠时的营养状况、精神情志状态、生活起居等亦影响胎儿的体质状态。因此，要想增强人类体质，必须从优生优育做起。

2. 调摄情志　人的精神情志活动是人体对客观事物外来刺激的不同反映，与正气有着密切的关系。精神情志的改变，对人体的功能活动、病机变化有直接的影响。若情志失常，则气机紊乱，气血失调，容易加重病理性体质的偏颇，诱发疾病，在疾病的过程中，还可加重病情。《素问·疏五过论》说："暴乐暴苦，始乐后苦，皆伤精气；精气竭绝，形体毁沮。"说明情志刺激，可导致正气不足而发病。医学界已发现很多疾病的发生与精神因素有着密切的联系，如胃炎、消化性溃疡、冠心病、中风、肿瘤等。反之，若精神愉快，心情舒畅，则气机调畅，气血和平，有利于人体健康。因此，要预防疾病的发生，必须调摄情志，做到经常保持精神乐观愉快，心情舒畅，尽量减少不良的精神刺激和过度的情志变动。

3. 体育锻炼　体育锻炼可促进气血流畅，使人体筋骨强劲，肌肉发达结实，脏腑功能健旺，增强体质。体育锻炼还能调节人的精神情志活动，促进人的身心健康。因此，加强体育锻炼，是增强体质，减少疾病发生的重要手段。锻炼身体的方法很多，可根据自身的体质状况、个人爱好、环境条件而定。但要注意做到"形劳而不倦"，选择适当的运动量，循序渐进，持之以恒。

4. 饮食起居调养　自然界之万物均循其自身的规律而运动，随季节、昼夜之变化而有不同。中医学认为人处于自然界之中，与自然相应，人体生理和病理的活动与自然界的变化有着密切的联系。因此，人类应该根据四时阴阳的变化规律而加以调摄。春季阳气畅达，起居宜晚睡早起，初春乍暖还寒应防止感冒，饮食以辛甘微温以助阳气升发为宜；夏季阳气旺盛易泄，起居宜晚卧早起，饮食宜清淡易于消化，不可贪凉饮冷；秋季阳气内敛，阴气渐长，起居宜早卧早起，饮食宜防燥护阴；冬季阴寒盛而阳气闭藏，起居宜早卧晚起，饮食宜护阴潜阳，忌燥热辛辣之品。饮食起居等生活习惯，常能影响人体正气的强弱。要保持健康的身体、充沛的精力还要注意饮食的搭配、节制。脾胃为后天之本，人赖饮食以养身，生化气血。因此，应注意饮食的质量、数量、性味、摄取方法等，了解自然界气候变化的规律，顺应四时季节的变化，调节起居，节制饮食。除此之外，还要因人而异，因人制宜，从个体体质特征出发，确立适宜的食养原则。一般来说，体质偏热者，进食宜凉而忌温；体质偏寒者，进食宜温而忌凉；平体之人，宜进平衡饮食而忌偏。总之，起居有规律，饮食有节制，劳逸有限度，能增强正气，保持身体健康。

5. 药物预防　药物预防是避免疾病发生的有效措施。早在《素问（遗篇）·刺法论》中已有"小金丹……服十粒，无疫干也"的记载。在我国不同地区，各民族有很多利用中药祛邪防病的习俗。如江南梅雨季节有熏艾祛湿防病、八月中秋喝雄黄酒等习俗。中药之所以能防止病邪的侵害，主要原因在于中药对人体体质有调节改善作用。

具有不同偏性的中药,可以从不同的角度对人体发挥作用,或祛除侵入人体体内的病邪,或纠正失衡的阴阳,或和畅紊乱的气血,或调补脏腑的功能,最后达到调节改善或改变机体体质之目的。采用中药调节必须区别体质的特征。对于平和质,在其未感邪生病时,一般不要用药调节。若欲调体强身时,宜平和调理,用无毒、可药可食之品;不宜用偏性突出、药力较强或有毒力猛之品。对于偏颇体质,在其未感邪发病时,就应针对其体质偏颇特征,选择相应药物进行调节。

以痰湿质为例,痰湿质者以痰湿内留为特征,在饮食上宜淡泊,选择一些有化湿健脾功能的食物,如蔬菜、水产类食物等,忌肥甘厚腻。平时应注意体育锻炼。在临床用药上,宜健脾芳化,忌阴柔黏滞。当时值长夏雨季,痰湿质者易出现精神困顿,神疲不振,甚至胸脘痞闷、纳呆厌食、汗出不彻,这是在外界潮湿环境的诱发下,痰湿质由量变到质变表现为痰湿证。故在湿冷的气候条件下,痰湿质者应保持居室干燥,减少户外活动,避免受寒雨淋,以防止相应证候的发生。如有必要,亦可运用化痰利湿方剂,改善病理性体质,消除疾病发生的内在因素。同时注意避免气候环境、药物、饮食等外在因素中湿邪的侵袭,防病于未发之时。

（二）二级预防

二级预防也就是临床前期预防,即在疾病的临床前期做好早期发现、早期诊断、早期治疗的"三早"预防措施。早期发现的具体方法有普查(筛检)、定期健康检查、高危人群重点项目检查等。中医体质养生学为疾病的二级预防提供了简便的筛检措施和确立高危人群的方法。

对某种疾病来说,在一般人群中包括三种人:一种是健康人;一种是可疑有该病但实际无该病的人;一种是有该病的人。这三种人混杂存在。筛检工作的第一步即是将健康人(筛检阴性者)与可疑患该病或患该病的人(均为筛检阳性者)区别开来。对筛检阳性者必须进行进一步确诊,对确诊的病人再进行必要的治疗。通过正常体质与偏颇体质的评定,可以将人群中健康人与可疑患病或患病的人区别开来,即正常体质者为筛检阴性,偏颇体质者为筛检阳性。以后应用更完善的诊断方法区分可疑患病但实际无病的人和真正的病人。对于具体偏颇体质而未发病的人可以通过改善体质进行病因预防,对于已患病者则予以相应治疗。

因此,不同体质类型的评定不失为一种迅速、简便的筛检方法。目前的九种体质分类中,除平和质为正常体质外,其余八种均为偏颇体质。据此建立的《中医体质分类与判定》标准经过 10 年的临床运用,证明其在体质类型的评定上具有较好的实用性和准确性,可以用来进行筛检工作。偏颇体质对疾病具有内在倾向性,还为确定疾病的高危人群提供了方向。在痰湿体质研究中发现,其与高血压、糖尿病、冠心病、代谢综合征、肥胖等疾病相关。通过确立偏颇体质与相关疾病发病率的关系,能够很容易确定某种疾病的高危人群,以进行重点预防。

（三）三级预防

三级预防即临床预防。对已患某些疾病者,及时治疗,防止恶化。注意患者的体质差异有利于确定证候的变化趋向。证具有变化的特征,证的变化趋向是由体质决定的。随着疾病的发展,证候始终不会脱离体质这根轴线,终归受体质制约。因此在疾病的发展过程中,应时时注意到体质对证候的制约与影响,从而掌握证候的转变规律,更好地为治疗服务。

在治疗中注意积极改善患者的偏颇体质,可以从根本上改善证候,治愈疾病。在证候消失、疾病痊愈的同时,由于患者的偏颇体质得到了纠正,消除了证发生的基础,使机体增强了对致病因子的抵抗力,预防疾病的复发。

二、个体化养生防病的特色

（一）先进的预防为主理念

《黄帝内经》记载:"圣人不治已病治未病,不治已乱治未乱,此之谓也。夫病已成而后药之,乱已成而后治之,譬犹渴而穿井,斗而铸锥,不亦晚乎!"率先提出防重于治的原则。清代名医叶桂称:"先安未受邪之地。"《难经·七十七难》提出:"见肝之病,则知肝当传之于脾,故先实其脾气,无令得受肝之邪,故曰治未病焉。"个体化养生防病注重"无病养生,防病于先",这是医学的最高目标,是健康无病态的治疗原则,充分体现了预防为主的先进理念,强调疾病的早发现、早诊断及早干预。

（二）个性化的养生方案

个体化养生防病在具体实施过程中,主要依据体质辨识技术与方法进行个性化管理,通过"体质辨识→健康评估→体质调理"三个基本步骤,运用传统中医疗法,制订相应体质养生方案,调体纠偏,实现无病先防的目标,体现个性化的养生防病特点。

（三）丰富的预防手段与方法

中医养生学是中医独特的理论体系,是研究如何增强体质,预防疾病,以达到延年益寿、尽终其天年的理论和方法。《素问·上古天真论》中"夫上古圣人之教下也,皆谓之虚邪贼风,避之有时,恬惔虚无,真气从之,精神内守,病安从来"的论述为养生学的建立奠定了基础。经过反复探索实践,养生学逐步形成并总结出丰富的养生理论与方法,具有科学性和系统性。中医养生是涉及衣食住行和精神情绪的综合管理学科。中医体质养生针对个体不同反应状态,建立相应的调护原则,运用综合调理的方法,调整体质偏颇状态,使之恢复常态,提高机体整体抗病能力。因此,基于中医体质养生学的个体化养生防病实践具有丰富的预防手段与方法,能够为现代预防保健服务提供理论依据与多元化的调护方案。

第三节　个体化健康管理

一、健康管理概述

（一）健康管理的概念

作为一门新兴学科和行业,健康管理(health management)尚未形成独立的学科体系,亦未形成各国学者都接受的定义。综合国内外关于健康管理的代表性定义和我国《健康管理师国家职业标准》中关于健康管理师的职业定义,健康管理是指在现代生物-心理-社会医学模式下,以健康概念为核心(生理、心理和社会适应能力),通过采用医学和管理学的理论、方法和技术,对个体或群体健康状况及影响健康危险因素的全面检测、评估与干预,科学有效地调动社会资源,实现全人全程全方位的医学服务,达到以最小成本预防疾病发生、控制疾病发展、提高生命质量、获得最优效益的学科。

健康管理作为一种全新的前瞻性医学管理模式、卫生服务模式,将健康体检、健康评估、健康干预有效结合在一起,变被动医治为主动预防,及早发现、积极控制发病诱因及其过程,是有效降低发病率和病死(病残)率、提高生命质量和节约治疗费用、增强医疗保障体系承受力的有效手段。

（二）健康管理的目标和任务

管理是通过计划、组织、指挥、协调和控制达到资源使用的最大优化,其目标是能在最合适的时间里把最合适的资源用在最合适的地方并发挥最合适的作用。可见,管理实质上是为实现一定目标而采取的手段和过程。因此,健康管理是把健康纳入管理的一个过程,是人们为了实现健康管理目标而采取的有效手段和科学统筹过程,是针对健康需求对健康资源进行计划、组织、指挥、协调和控制的过程,即对个体和群体健康进行全面监测、分析、提供健康咨询和指导及对健康危险因素进行干预的过程。

健康管理的宗旨和具体做法是调动个人、群体及整个社会的积极性,为个体和群体(包括政府)提供有针对性的科学健康决策信息、干预的技术与手段,有效地利用有限的资源来达到最大的健康效果。

健康管理的内容就是对个体、群体的健康及健康相关社会相关资源进行全面监测、分析和评估,提供健康咨询和指导、健康危险因素干预方案并付诸行动。特别需要注意的是,疾病的诊断和治疗过程是治疗学的工作范畴,不是健康管理的内容。

（三）健康管理的特点

1. 标准化　健康管理的具体服务内容和工作流程,以循证医学和循证公共卫生学为标准,依据学术界已经公认的疾病防控指南、规范来确定和实施。

2. 个体化　健康管理强调根据个体的健康风险因素,由健康管理者进行个体指导,设定个体目标,并动态追踪效果。它体现的是一种分类管理思想,即对不同个体、不同类型的群体分别采取针对性的健康管理服务。

3. 系统化　健康管理通过持续实时、连续监测人体健康状态,对个人乃至群体健康状况进行全面、综合评价,其内容不仅针对生理,还包括心理和社会因素;不仅针对疾病,更关注健康。

4. 前瞻性　健康管理的目的在于对引起疾病的危险因素进行准确干预,从而防止或延缓疾病的发生发展,以降低社会的医疗成本、提高人群生活质量,因此其前瞻性是实现健康管理价值的关键。

5. 综合性　要实施准确的健康干预就必须综合运用已有的医学、管理学知识对疾病及危险因素进行分析,并调动一切社会医疗资源,制订高效的干预措施,建立切实可行的健康管理方案,确保资源的利用获得最大收益。因此,综合性是落实健康管理的前提和基础。健康评估和干预的结果既要针对个体和群体的特征和健康需求,又要注重服务的可重复性和有效性,强调多平台合作提供服务。

（四）健康管理的科学基础

健康管理以临床医学、预防医学、管理学多学科的交叉构建的平台为科学基础,采用最先进的医学理论和技术分析健康和疾病的动态平衡,明确疾病的发生、发展规律;应用预防医学理念采取科学措施阻断或延缓疾病的发生和发展;引入管理学的方法实现全社会医疗资源的高效配置,达到健康管理的目的。

个体从健康到疾病是一个完整的过程。一般来说,是从处于低危险状态到高危险状态,再到早期病变,继而出现临床症状的过程。在被诊断为疾病之前有一个或长或短的隐蔽过程,期间的变化多数并不被轻易察觉,各阶段之间也无截然界线。在被诊断为疾病之前,进行有针对性的预防干预,有可能成功阻断、延缓甚至逆转疾病的发生和发展进程,从而实现维护健康的目的,这就是健康管理的科学基础。如通过健康风险分析和评估确定冠心病、脑卒中、癌症、糖尿病等慢性病的高危人群,通过有效干预手段控制健康风险因素,减少发病风险,可以在这些疾病发展早期、尚未不可逆转之前阻止或延缓疾病的进程。

在上述健康管理过程中,医学、预防医学、管理学全过程参与,并通过有效利用先进的信息技术,分析大量的健康和疾病数据,包括基因数据、影像结果、生物学标记物指标以及传统临床指标,从中得出个人健康相关的高价值健康管理信息,从而指导健康管理的过程,以达到最优效果。

二、个体化健康管理的优势

(一)突显自主自助式健康管理的理念

个性化健康管理是基于个人健康档案基础上的个体健康管理服务。它建立在现代生物医学和信息化管理技术模式上,从社会、心理、生物的角度来对每个人进行全面的健康保障服务。个体化健康管理服务从体质辨识入手,基于个人生理、心理、生物学及社会适应等方面个体差异和发病倾向,提供全面的、个性化的健康调护建议,包括饮食、起居、运动、情志、穴位等。首先,建立合理妥善的饮食计划,指导合理膳食,调整饮食结构,科学搭配三餐,注意营养均衡,保持饮食规律,尽量少食垃圾食品。其次,倡导健康生活方式,克服不良生活习惯,如戒烟戒酒,坚持适度的体育活动,作息规律,根据个体情况制订每天的锻炼和休息时间,做到劳逸结合。第三,注重心理调摄,保持健康良好的心理状态,不断提高心理素质,培养多方面兴趣,正确对待工作生活的压力,有效缓解紧张情绪。第四,传统干预方案,根据健康状态评估结果,提供有针对性的干预方案,从而实现健康维护和促进。公众可以通过网络、智能终端、广播等获取自主自助式健康管理方案。

(二)有利于实现医疗低成本

随着疾病防治重心的下移,个体化健康管理服务逐步走进社区。养生思想的重要体现在于"防患于未然",运用健康管理"预防为主"的理念,将中医养生治未病、健康管理服务引入并实施,通过广泛普及中医养生观与健康观,提高人群科学养生、御病强身的意识和能力,提高生活质量。中医药经济适用和疗效明显的特点,使得社区居民得到有效、经济、方便和实惠的医疗服务。传统医学常用的特色干预方法和手段,如针灸、艾灸、推拿、拔罐、正骨、刮痧、熨法和中药熏蒸等,无需昂贵的设备、精密的仪器或其他严格的诊疗条件,具备操作简单易懂、使用方便等特点,从而使社区成为疾病预防和保健的主要服务场所,减少大医院的负担。

(三)有利于推进公共卫生服务均等化

公共卫生服务包括为城乡居民提供健康教育、居民健康档案管理、慢性病管理和传染病防治等,其服务均等化是现代社会公平的核心要义,是社会和谐稳定的基本保证。由于我国地区经济发展不均衡,城乡贫困人口基数差距大,农村发展滞后,造成公共卫生资源配置相对不均。落后的地区和低收入人群日益增长的公共卫生服务与公共卫生资源供给矛盾突出,必将会给社会稳定发展带来负向影响。鉴于个体化健康管理体系服务的全面性、及时性、便于操作性、互动性、成本低等特点,基本上可以普及到社区、乡镇及农村的低收入群体,使每个居民均可建立自己的中医健康档案,有利于促进公共卫生的公平与效率统一。通过个体化健康管理服务体系在社区、学校、企事业单位的定期开展,对社会所有人群开展有中医特色诊疗技术的健康教育,举行社区大型户外中医药科普教育活动及卫生义诊等,使普通群众能够接受到健康教育和预防疾病的适宜技术与手段。

（李英帅　张晓天）

学习小结

1. **学习内容**

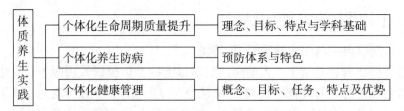

2. **学习方法**　在打破固有的医学、预防医学、管理学的理论束缚下,综合运用已掌握的各学科知识,深刻理解全生命周期及个体化健康管理的概念、特点及应用,明确其基本步骤及流程,从而形成个体化自助型健康管理的理念。

复习思考题

1. 个体化生命周期质量提升的特点是什么?
2. 如何理解个体化养生防病的特色?
3. 个体化健康管理有哪些优势?

下篇 各论

第五章

体质辨识方法

学习目的
掌握体质类型、兼夹体质的辨识,熟悉体质状态的辨识。
学习要点
1. 九种基本体质类型的辨识方法。
2. 兼夹体质的概念及其辨识方法。
3. 体质状态的辨识方法。

第一节 体质类型辨识

辨识体质类型主要是依据不同体质在形体特征、心理特征、常见表现、适应能力、发病倾向等方面的特征,经过综合分析,将其进行分类的思维与实践过程。常见的中医体质类型主要分为平和质、气虚质、阳虚质、阴虚质、痰湿质、湿热质、血瘀质、气郁质、特禀质等九种。

一、平和质

平和质,是指先天禀赋良好,后天调养得当,以体态适中、面色红润、精力充沛、脏腑功能状态强健壮实为主要特征的一种体质类型。

(一)形体特征
体形匀称,无明显驼背。平和质之人因阴阳气血调和,故体态适中。

(二)心理特征
性格随和开朗。平和质无明显的阴阳偏盛、偏衰,故性格随和。

(三)常见表现
面色、肤色润泽,头发较密,目光有神,不易疲劳,精力充沛,耐受寒热,睡眠良好,胃纳佳,二便正常,舌色淡红、苔薄白,脉和缓有力。平和质先天禀赋良好,后天调养得当,故其神、色、形、态、局部特征等方面表现良好。

（四）对外界环境适应能力

对自然环境和社会环境适应能力较强。

（五）发病倾向

平素患病较少。

二、气虚质

气虚质，是指元气不足，以疲乏、气短、自汗等表现为主要特征的体质类型。其形成因素有四：一是先天不足，如父母有一方是气虚质，母亲怀孕时营养不足，妊娠反应强烈持久不能进食；早产。二是饮食不当，如人工喂养不当，偏食，厌食等。三是过劳过逸，如形或神过劳，过度安逸。四是病后伤气，如大病、久病之后，元气大伤等。

（一）形体特征

形体或胖或瘦，肌肉松软不实。因气虚不能行津，津液不归正化而聚生痰湿，痰湿作为病理产物反过来又影响气的生成和运行，会进一步加重气虚，故气虚质之人一般形体偏胖。也会因气虚不能充养肢体，出现肌肉松软不实，甚至形体偏瘦。

（二）心理特征

性格偏内向，喜安静，不喜冒险。气是人体生理、心理活动的能量来源，气虚之人能量不足，心理活动低下，故性格偏内向，喜安静，而不喜冒险。

（三）常见表现

平素语音低弱，气短懒言，容易疲乏，精神不振，易出汗，易头晕，活动量减少，舌淡红，舌边有齿痕，脉弱。由于一身之气不足，内而脏腑功能减退，故出现语音低弱，气短懒言，精神不振；外而形体官窍失养，如气虚不能充养肢体则容易疲乏、活动量减少，不能固护肌表则易出汗，不能推动营血上荣则易头晕、舌淡红、舌边有齿痕，无力鼓动血行则脉象虚弱。

（四）对外界环境适应能力

不耐受风、寒、暑、湿邪。气虚质者因气虚不能固护肌表，其抵御外邪能力下降，既不耐受风、寒又不耐受暑、湿之邪，故有别于易感风、寒、湿邪而耐夏不耐冬的阳虚质者；也异于耐冬不耐夏，不耐受暑、热、燥邪的阴虚质之人。

（五）发病倾向

易患感冒、内脏下垂等病；病后康复缓慢。气虚则人体的防御外邪、驱邪外出的能力不足，故易患感冒；气虚固摄脏器的作用减弱，故有肛门重坠、子宫下垂或内脏下垂感。由于元气不足，抗病修复能力减弱，故病后康复缓慢。

三、阳虚质

阳虚质是指由于阳气不足，失于温煦，以形寒肢冷等虚寒现象为主要特征的体质类型。阳虚质的形成主要由先天不足，或后天失养所造成，如孕育时父母体弱、或年长受孕，早产，或年老阳衰等。特别是现代社会的一些不良生活习惯导致阳虚质者日益增多，如夏天过多饮用冷饮、吹空调，冬天衣着较少，长期不恰当服用抗生素、清热解毒中药等，均会耗伤人体阳气，日久形成阳虚质。

（一）形体特征

肌肉松软不实。由于阳气亏虚，不能充养形体，故肌肉松软不实。

（二）心理特征

性格内向，多沉静。阳主动，阴主静。因阳虚阴盛，故性格多沉静、内向。

（三）常见表现

平素畏冷，以胃脘、背部、腰膝多见，手足不温，喜热饮食，精神不振，舌淡胖嫩，脉沉迟。阳虚形失温煦，则见平素畏冷，手足不温，特别是胃脘部、背部、腰膝部怕冷；阳虚不能温化水谷，则喜热饮食；阳虚神失温养，则精神不振；阳气不能蒸腾、气化水液，则见舌淡胖嫩；阳虚无力鼓动血脉运行，则脉象沉迟。

（四）对外界环境适应能力

耐夏不耐冬；易感风、寒、湿邪。夏天阳气充足，冬天阳气相对不足，故阳虚质者耐夏不耐冬；阳虚不能温煦肌表，抵御外界风、寒、湿的能力低下，故易感风、寒、湿邪。

（五）发病倾向

易患痹证、咳喘、泄泻等病；感邪易从寒化。《素问·生气通天论》曰："阳气者，若天与日，失其所则折寿而不彰。"故阳虚质者，体内长期处于阳气不足、阴气相对偏盛的状态，阳气无法发挥其应有的温煦、气化等正常生理功能，可易患某些疾病。如阳虚不能温煦肌表，抵御外界风、寒、湿的能力低下，易患风寒湿痹；阳虚不能蒸腾气化津液，而成水湿痰饮，易患咳喘、泄泻等病；素体阳虚阴盛者，受邪后易从寒化。

四、阴虚质

阴虚质是指由于体内津液精血等阴液亏少，以阴虚内热等表现为主要特征的体质类型。阴虚质的形成主要由于先天不足，如孕育时父母体弱，或年长受孕，早产等，或后天失养，纵欲耗精，积劳阴亏，或曾患出血性疾病等。特别是现代社会的一些不良生活习惯导致阴虚质者日益增多，如过食煎烤烹炸辛辣食物、长期熬夜等，均会耗伤人体阴津，日久形成阴虚质。

（一）形体特征

体形偏瘦。由于阴液亏少，机体失却濡润滋养，故体形偏瘦。

（二）心理特征

性格外向，易急躁。阴亏而不制阳，阳气亢奋，故性情急躁，外向好动。

（三）常见表现

眼睛干涩，口燥咽干，鼻微干，皮肤干燥、脱屑，偏好冷饮，大便干燥，舌红少津，脉细数。阴液亏少，机体失却濡润滋养，表现为各种干燥现象，如眼睛干涩，口燥咽干，鼻微干，皮肤干燥、脱屑，大便干燥，舌少津，脉细；同时由于阴不制阳，阳热之气相对偏旺而生内热，故表现出偏好冷饮，舌红脉数等。

（四）对外界环境适应能力

耐冬不耐夏；不耐受暑、热、燥邪。阴虚不能制阳，阳气偏旺而生内热，故阴虚质者不耐受夏季暑热邪气；阴虚濡润功能不足，不耐受燥邪。

（五）发病倾向

易患便秘、燥证、消渴等病；感邪易从热化。《素问·生气通天论》说："阴者，藏精而起亟也。"阴虚则精血津液等精微物质闭藏不足，不能濡养机体而表现为便秘、口干口渴、皮肤干燥、耳鸣、耳聋等。刘完素提出"老年阴虚阳实论"，在《素问玄机原病式·六气为病》中指出："故老人之气衰，多病头目昏眩，耳鸣或聋，上气喘咳，涎唾稠黏,口苦舌干,咽嗌不利,肢体焦痿,筋脉拘倦,中外燥涩,便溺闭结,此皆阴虚阳实之热证也。"阴虚生内热,感邪易从热化。

五、痰湿质

痰湿质是由于水液内停而痰湿凝聚,以黏滞重浊为主要特征的体质类型。痰湿质的形成与先天禀赋有关系,如具有肥胖等家族史。另一个更重要的形成因素是后天失养,脾胃功能运化欠佳造成的。暴饮暴食,饮食无规律,或厚腻食物吃得过多,伤及脾胃的运化功能,造成痰湿积聚。不良的生活习惯也是导致痰湿质的原因,如长期运动少、运动不规律;睡前吃高热量的食物;饮酒过多等。

(一)形体特征

体形肥胖,腹部肥满松软。由于痰湿泛于肌肤,则见体形肥胖,腹部肥满松软。

目前临床用体重指数(BMI)来评价肥胖的程度:<18.5 为体重过低,18.5~23.9 为正常范围,≥24 为超重,≥28 为肥胖。形体肥胖是痰湿体质的辨识要点之一,但应该注意有些 BMI 增高的患者不是脂肪增多,而是肌肉或其他组织增多,应当区别分析。也可以用腰围来评价腹型肥胖,男性腰围>90cm,女性>85cm 即达到诊断标准。

(二)心理特征

性格温和、稳重,善于忍耐。痰湿内盛,阳气被遏,不易升发,故性格温和、稳重。

(三)常见表现

面部皮肤油脂较多,多汗且黏,胸闷,痰多。面色黄胖而暗,眼胞微浮,容易困倦,平素舌体胖大,舌苔白腻,口黏腻或甜,身重不爽,脉滑,喜食肥甘,大便正常或不实,小便不多或微混。痰湿泛于肌肤,则见面色黄胖而暗,眼胞微浮,面部皮肤油脂较多,多汗且黏;痰湿阻滞气机,困遏清阳,则胸闷,容易困倦,身重不爽;痰浊上泛于口,则痰多,口黏腻或甜;痰湿不归正化则大便不实,小便微混;水湿不运,则小便不多。舌体胖大、舌苔白腻、脉滑,为痰湿内阻之象。

(四)对外界环境适应能力

痰湿质者对梅雨季节及潮湿环境适应能力差。体内痰湿与体外湿气,同气相求,故对梅雨季节及潮湿环境敏感。

(五)发病倾向

痰湿质者由于痰湿内阻,易患肥胖、眩晕、胸痹等病。

六、湿热质

湿热质是以湿热内蕴为主要特征的体质类型。水湿阻滞气机,与热邪相合,形成湿热交困的局面。阳气因受湿热困阻而难以正常运行,水湿因阻遏阳气而难以驱除。湿热质可由先天禀赋导致,也可由后天养成。嗜烟酒、常熬夜,或滋补不当、滋补过度会催生或加重湿热体质。长期情绪压抑,借酒浇愁,或长期生活在湿热环境也会导致湿热体质。

(一)形体特征

形体中等或偏瘦。湿热内蕴,热灼津液,故形体中等或偏瘦。

(二)心理特征

性格多变,易烦恼。湿热内郁,故多变,易烦恼。

（三）常见表现

平素面垢油光，易生痤疮粉刺，舌质偏红苔黄腻，容易口苦口干，身重困倦。心烦懈怠，眼筋红赤，大便燥结，或黏滞，小便短赤，男易阴囊潮湿，女易带下量多，脉象多见滑数。湿热泛于肌肤，则见平素面垢油光，易生痤疮粉刺；湿热郁蒸，则口苦口干；湿热内阻，阳气被遏，则身重困倦；热灼血络，则眼筋红赤；热重于湿，则大便燥结；湿重于热，则大便黏滞；湿热下注，则阴囊潮湿，或带下量多。小便短赤，舌质偏红苔黄腻，脉象滑数，为湿热内蕴之象。

（四）对外界环境适应能力

湿热内盛之体，对湿热环境或气温偏高，尤其夏末秋初，湿热交蒸气候较难适应。

（五）发病倾向

易患皮肤湿疹、口疮、黄疸等病。

七、血瘀质

血瘀质是指体内有血液运行不畅的潜在倾向或瘀血内阻的病理基础，以肤色晦暗、舌质紫暗为主要特征的体质类型。血瘀质的形成主要由于元气亏虚，气虚行血无力，血液运行减慢；跌仆损伤等外伤因素，导致血逸脉外形成瘀血；长期精神抑郁，情志不畅，致脏腑失调，气血阻滞；慢性病久治而迁延不愈，久病入络，影响血液运行；老年人喜静而不喜动，气血运行迟缓等。

（一）形体特征

胖瘦均见。血瘀质的老年人体型上没有明显特征，体型正常、肥胖和消瘦人群中都会存在血瘀质者。

（二）心理特征

性格偏浮躁，易健忘。血瘀阻滞气的运行，气血不畅致心情不愉快，性情浮躁不能静心做事；瘀血阻滞脑窍，脑窍失养容易引起健忘。

（三）常见表现

面色晦暗，易生色斑，口唇紫暗，目眶暗黑，肢体麻木，健忘多梦，舌质暗有瘀点或瘀斑，舌下络脉紫暗或增粗，脉象细涩或结代。血液运行不畅，不能荣养皮肤，则面色晦暗、易生老年斑、口唇紫暗；阻塞经络，不能荣养肌肉，则肢体麻木；瘀血阻于脑窍，则健忘多梦。舌质暗有瘀点或片状瘀斑，舌下络脉紫暗或增粗，脉象细涩或结代，也是血瘀的体征。

（四）对外界环境适应能力

不耐受寒邪。血得温则行，得寒则凝。寒性收引凝滞，故血瘀质感受寒邪后会加重其身体的不适感。

（五）发病倾向

血瘀质易患中风、筋瘤、健忘等病。瘀血阻滞，脑脉痹阻，或血不循经外溢，引起昏仆不遂，发为中风；瘀血阻滞经脉，筋脉纵横，血壅于下，结成筋瘤；瘀血阻痹，脑脉不通，蒙蔽清窍，则见健忘、痴呆等。

八、气郁质

气郁质是由于长期情志不畅、气机郁滞而形成的以性格内向不稳定、忧郁脆弱、敏感多疑为主要表现的体质类型。气郁质的形成主要由于先天禀赋,如父母一方或双方为气郁质,可遗传给子女,或母亲在怀孕期受到强烈的惊吓、或遇到重大的心灵创伤,引起母亲的气机失调,进而引起腹中胎儿气机郁滞,形成先天性气郁质;后天失养,如不良情志刺激也是形成气郁的主要因素。

（一）形体特征

形体偏瘦,肌肉瘦削。气郁质日久气郁化火,耗伤气阴,则形体消瘦。

目前临床用体重指数(BMI)来评价体重正常与否:当 BMI<18.5 为休重过低,18.5~23.9 为正常范围。形体偏瘦是气郁质的辨识要点之一。气郁质老人的体重指数常常处于正常范围的低限或属于体重过低的范围。

（二）心理特征

性格不稳定,敏感多虑。情志内郁不畅,故性格内向不稳定,忧郁脆弱,敏感多疑。

（三）常见表现

平素忧郁面貌,神情多烦闷不乐。胸胁胀满,或走窜疼痛,多伴善太息,或咽间有异物感,睡眠较差,食欲减退,惊悸怔忡,健忘,痰多,大便偏干,小便正常,舌淡红,苔薄白,脉象弦细。长期情志不畅,平素忧郁面貌,神情多烦闷不乐;气机郁滞,经气不利,故胸胁胀满,或走窜疼痛,多伴善太息;气不行津,津聚为痰,或气郁化火,灼津为痰,痰气循经上行,搏结于咽喉,可见咽间有异物感,痰多;气机郁滞,运化失司,故见食欲减退;气郁化火,热扰神魂,则睡眠较差,惊悸怔忡,健忘;气郁化火,耗伤气阴,则大便偏干;舌淡红,苔薄白,脉象弦细,为气郁之象。

（四）对外界环境适应能力

对精神刺激适应能力较差;不适应阴雨天气。因情志内郁,不能适应精神刺激,阴雨天气会加重气机郁滞。

（五）发病倾向

易患不寐、郁证等。不寐相当于西医学的失眠,郁证相当于西医学的抑郁症、神经衰弱。

九、特禀质

特禀质是由于先天禀赋不足和禀赋遗传等因素造成的一种特殊体质,主要包括过敏体质、先天及遗传因素体质、胎传体质。过敏体质的形成,主要由遗传因素所造成,且与环境、药物等因素有关。先天及遗传因素体质是导致遗传性疾病发生的特异病理体质。胎传体质是胎儿在母体内受到某些有害因素的影响,使其出生后表现出先天性疾病的特异病理体质。由于先天及遗传因素体质大多是不可逆的,胎传体质是母亲在妊娠期受到不良影响所致。因此,本章节重点介绍可调理的过敏体质。

（一）形体特征

无特殊,或有畸形,或有先天生理缺陷。

（二）心理特征

因禀质特异情况而不同。过敏体质者因对过敏原敏感,容易产生紧张、焦虑、烦躁等情绪。

（三）常见表现

遗传性疾病有垂直遗传,具有先天性、家族性特征;胎传性疾病为母体影响胎儿个体生长发育及相关疾病特征。过敏体质者由于机体免疫力和自我调适能力低下,在外界刺激作用下,反应性增强,表现为对某种或某些过敏原有一定的亲和性。呼吸系统方面,表现为鼻痒、打喷嚏、咽痒、咳嗽、哮喘;皮肤系统方面,表现为皮肤划痕征阳性、易起风团、瘾疹;胃肠道系统,表现为容易腹痛、腹泻。还有药物过敏等。上述表现,均有明显的家族遗传倾向。

（四）对外界环境适应能力

适应能力差,尤其对季节变化、温度变化、特殊节气等适应能力差,易引发素有的过敏疾病。

（五）发病倾向

遗传疾病如血友病、先天愚型及中医所称"五迟""五软""解颅"等;胎传疾病如胎寒、胎热、胎惊、胎弱等。过敏体质者易药物过敏,患过敏性疾病,如过敏性鼻炎、过敏性哮喘、变异型咳嗽、荨麻疹、湿疹、花粉症、过敏性结肠炎、过敏性紫癜等。调查表明,一些免疫系统疾病,如强直性脊柱炎、银屑病、瘢痕疙瘩等也与特禀质密切相关,且有家族史者体质偏颇为特禀质的百分比增加。

第二节 兼夹体质辨识

一、兼夹体质的概念

体质分类是中医体质学研究的基础和核心内容。依据中医体质分类理论,划分体质的不同类型,有助于把握不同个体的体质差异性,有效指导临床实践。九种基本体质类型是针对群体进行划分,但是由于每个个体都是由精、气、血、津液等基本物质构成,它们之间又相互影响,因此,在实际生活与医疗实践中,虽然可以发现较为典型的某种体质,但多数人的体质特征是不典型的,兼夹体质广泛存在于广大人群当中,且兼夹体质的种类和程度也因人而异。有研究显示,中国一般人群中约1/3属于平和质,约2/3为偏颇体质。

所谓兼夹体质,是指同一机体同时具有两种或两种以上体质特征的体质状态。由于体质形成因素的多样性,使个体在生理、病理方面的差异也是错综复杂的。在生理上,由于形成体质的诸种要素随着生命的进程必然要发生改变,并尚有多种病理因素的作用与影响,因而其体质特性必然要发生变化或出现兼夹。

虽然理论上任何两种体质均可相互兼夹,但其在人群中的分布情况一定会存在明显差异,需要在临床流行病学调查中进行探索,进一步揭示其成因及其形成机制。如痰湿质常兼夹血瘀体质:津血同源,津液是血液的组成部分,脉内血液与脉外津液可以互化,痰湿质者气机多不畅,则可导致津停血瘀,形成"痰多夹瘀""痰瘀互结"的体质状态。

二、常见兼夹体质辨识

兼夹体质的表现形式一般为虚性体质(气虚质、阳虚质、阴虚质)之间、实性体质(痰湿质、血瘀质、气郁质、湿热质)之间以及虚性与实性体质之间的复合存在。

1. 虚性体质兼夹 气虚质常与阴虚质、阳虚质兼夹。气虚质兼夹阳虚质,是因为

"气不足便是寒",其辨识要点为气短疲乏,自汗畏寒,容易感冒等;气虚质兼夹阴虚质,是气不化津所致,其辨识要点为气短疲乏,自汗盗汗,口唇干燥,手足心热等。

2. 实性体质兼夹　痰湿质易与血瘀质兼夹。中医学认为津血同源,痰湿质者气机每多不畅,则可导致津停血瘀,形成"痰多夹瘀""痰瘀互结"的复合体质类型,其辨识要点为形体肥胖,面色晦暗或有皮肤色素沉着,面油多痰,脸颊钞票纹,舌下静脉瘀紫等;血瘀质易与气郁质兼夹。中医学认为气为血之帅,血为气之母,气行则血行,因此气郁、血瘀经常兼夹,其辨识要点为紧张多虑,忧郁敏感,面色晦暗,身体疼痛,舌下静脉瘀紫等。

3. 虚实体质兼夹　叶桂《临证指南医案》指出:"夫肌肤柔白属气虚,外似丰溢,里真大怯,盖阳虚之体,惟多痰多湿。"可见肥胖之人多为气虚质、阳虚质与痰湿质兼夹者,其辨识要点为形体肥胖,气短乏力,自汗畏寒,面油多痰等。阴虚质之人,因阴血不足而内生虚火,虚火作为贼邪,反过来又消灼阴血,日久血脉渐枯,终成阴虚兼夹血瘀体质,其辨识要点为手足心热,肌肤甲错,口干便干,面色晦暗等。阴虚质者内火偏旺,若又嗜酒或恣食煎炸烤熏之物,日久便可形成阴虚兼夹湿热体质者,其辨识要点为手足心热,面垢油光,易生疮疖,苔干黄腻等。

第三节　体质状态辨识

中医学历来强调"天人合一"的思想,认为人处于自然、社会之中,由于各种因素的作用,就会表现出不同的生存状态。中医体质学所说的体质状态包括先天质禀、男女少长、奉养居处、地域差异等。辨体质状态有利于把握个体的生命特征,从而有针对性地进行调摄护理,以达到养生保健和防病治病的目的。

一、辨先天禀赋

不同个体的特征具有不同遗传背景,先天禀赋的不同决定了个体体质的差异。《灵枢·寿夭刚柔》所谓"人之生也,有刚有柔,有弱有强,有短有长,有阴有阳",即说明了体质差异与遗传的关系。

凡人之所生,必借阴阳之化育而赋命,父母有特殊嗜欲与疾病,多遗传于子女。因此须详细了解父母体质状态,或孕育及生产时的情况等,以便于掌握个体体质禀赋状态,也可作为调理用药时的参考依据。

先天质禀包括遗传和胎传两种情况,如有家族遗传的疾病,或父母高龄导致的先天不足,或因母亲怀孕时体质出现异常,或在生产过程中出现的损伤,调理或治疗时要照顾先天禀赋情况,区别对待。如治疗遗传性疾病,首先应从调整亲代体质开始,防止疾病遗传;对胎传性疾病应在孕产时注意防范;先天禀赋薄弱者或补先天之肾,或取补脾以养先天,或在用药时不取峻猛耗竭之品;先天禀厚,能任削伐者,治病以祛邪为主,药宜峻猛,若用轻药,反不能效也。

二、辨男女之别

根据中医阴阳学说,男子属阳,女子属阴,气属阳,血属阴。男子以气为主,女子以血为主。男子脏腑功能较强,代谢旺盛;女子脏腑功能较弱,代谢偏低。女子性格一般多内向,多愁善感;男子性格外向,心胸开阔。男子用药剂量一般较重,且多峻猛;女子用药剂量多较轻,不宜峻烈。男子阳旺之体,要慎用大辛大热之品,以免助阳生火,若需助阳,必于阴中求阳,滋阴以助温阳;女子阴盛之体,要少用寒凉之物,若需养阴,必于阳中求阴,温阳以助补阴。

另外,妇女由于解剖结构上有胞宫,生理上有经、孕、产、乳等特点,与肾、肝、脾三脏及冲、任、督、带脉有密切联系。在病理上以月经失调、血崩、经闭、痛经、阴挺、乳癖、带下、癥瘕等为主要病症,治疗以疏肝健脾、调理气血为主。而男子在生理结构上有精室,主生精分泌精液,在生殖功能病变中以阳痿、阳强、遗精、早泄、淋浊、房劳、子痈、疝痛为主要病症,治疗上以补肾、疏肝为主。

三、辨年之少长

人体脏腑气血的盛衰与年龄密切相关,在生长、发育、壮盛以至衰老、死亡的过程中,脏腑气血由盛而衰,影响着人体生理功能,决定着人的体质。如小儿为"稚阴稚阳"之体,处于脏腑娇嫩状态;而到了老年阶段,脏腑生理功能减退则多转向虚弱状态。认识这些问题对指导养生保健及干预亚健康有重要意义。

小儿体质的生理特点是"稚阴稚阳""脏腑娇嫩,形气未充",故应在养育过程中注意这些体质特点。如《医原》中说:"小儿,春令也,木德也,花之苞,果之萼,稚阳未充、稚阴未长者也。稚阳未充,则肌肤疏薄,易于感触;稚阴未长,则脏腑柔嫩,易于传变,易于伤阴。故小儿病较大人尤重,尤当以存阴为第一义。夫存阴,非补阴之谓,凡辛燥升散、温燥苦涩消导,皆是耗伤阴液之药;往往阴液被伤,肝风内动,鼓痰上升,血不荣筋,筋急拘挛,致成痉瘲。稚阳不充,忌用苦寒,以苦寒善伐生生之气,且苦能化燥,化燥则又伤阴,不独伐生生之气也。"

徐大椿在《慎疾刍言·老人》中指出老年人的特点,一是老人为阳盛之体,注意补阴清火;二是老人气血不畅,外感宜当逐邪。书中指出:"能长年者,必有独盛之处。阳独盛者,当补其阴;阴独盛者,当益其阳。然阴盛者,十之一二;阳盛者,十之八九。而阳之太盛者,不独当补阴,并宜清火以保其阴。"又说:"盖老年气血不甚流利,岂堪补住其邪,以与气血为难,故治老人之有外感者,总与壮年一例,或实见其有虚弱之处,则用轻淡之品,而量为补托。"

总之,年之少长不同,体质各有特点,年少者稚阴稚阳,不可克伐,忌用苦寒、温燥,以存阴为第一要旨;年老者阳盛之体,不宜温补,当以补阴为主,兼予清火。

四、辨奉养居处之异

生活条件及饮食结构对体质的形成有重要影响,膏粱厚味、养尊处优与饮食粗粝、居处艰苦的人身体状况及易罹疾病当有所不同,历代医家对此均十分重视。《儒门事亲·疟》中说:"贫贱刍荛之人病疟,以饮食疏粝,衣服寒薄,劳力动作,不可与膏粱之人同法而治。"

清代吴达在《医学求是·膏粱藜藿病体不同论》中说:"藜藿之体,惯蒙霜露,皮毛厚密,故偶感风寒,卒不易病,而病则必重,所谓表实也,其里虚者,亦非谓本体虚弱,乃平居饮食粗粝,肠胃枯涩,观于食力之夫,食倍于人,卒又易馁,其明征也。故膏粱之体,遇外感经病,宜用轻清解表,不得过用猛烈;若治内伤,宜寓扫除之法,脏腑柔脆,峻攻固所不宜,而浪投滋补,尤易误事。藜藿之体,遇外感经病,发表宜重宜猛,若用轻清,因循贻误;内伤病,消导攻伐之品,极宜慎用,遇宜补者,投以补剂,其效尤速。"

所以,辨体调理要重视其人的社会地位、经济条件、职业、家庭状况、人际关系等,采取相应的法则。奉养优劣、生活居处、社会环境的变动,往往直接导致脏腑气血的变化,进而影响精神情志活动。若因奉养居处不当而引发身心疾病,须注意形神兼调。

五、辨地域体质

辨地域体质,即所谓因地因人制宜,是指生活在不同地域及地理环境中的人,其体质状态有所不同。如《素问·五常政大论》曰:"是以地有高下,气有温凉,高者气寒,下者气热,故适寒凉者胀,之温热者疮,下之则胀已,汗之则疮已。"人们生活在不同的地理环境条件下,受着不同水土性质、气候类型、生活习惯等影响而形成了不同体质,如我国南方多湿热,北方多寒燥,东部沿海为海洋性气候,西部内地为大陆气候,因此西北方人形体多壮实,腠理致密;东南方人体质多柔弱,腠理偏疏松。正如清代王燕昌在《医药·四方之人证治不同》中所言:"四方风土各异,人之禀受亦殊。"

辨地域体质强调养生防病必须先别方土,这是由于不同地域在自然环境和生活习惯上各不相同,对体质亦产生不同影响。然同一方土之人,禀赋亦有差异,不可只认方土,而忽略禀赋等其他引起体质差异的因素,务要辨别其孰轻孰重、宜补宜泻、可寒可温,不得一概以南补北泻而论。

(倪　诚　李英帅)

学习小结

体质辨识包括辨体质类型和辨体质状态两大方面。辨体质类型又可分为辨九种基本体质和辨兼夹体质。在辨析九种基本体质类型时,主要依据不同体质在形体特征、心理特征、常见表现、适应能力、发病倾向等方面的特征,经过综合分析,将其归为不同体质类型,为纠正偏颇体质提供理论依据。本章重点讨论了平和质、气虚质、阳虚质、阴虚质、痰湿质、湿热质、血瘀质、气郁质、特禀质九种基本体质类型的辨析。

在实际生活与医疗实践中,虽然可以发现较为典型的某一种体质,但多数人的体质特征是不典型的,常表现为两种甚至三种兼夹体质同时存在。由于兼夹体质的研究尚处于初始阶段,其形成机制尚不明确,本章主要对常见兼夹体质的辨识要点进行了概括,包括虚性体质兼夹、实性体质兼夹以及虚实体质兼夹的几种情况。

中医体质学所说的体质状态包括先天质禀、男女少长、奉养居处、地域差异等,通过体质状态的辨识能够明确生命整体特征,从而有针对性地进行养生实践。

复习思考题

1. 为什么既要辨体质类型还需辨体质状态?

2. 如何掌握九种体质基本类型的辨识方法?

3. 什么叫兼夹体质?常见的兼夹体质表现形式有哪些?

第六章

调体养生方法

学习目的

掌握平和、气虚、阳虚、阴虚、痰湿、湿热、血瘀、气郁、特禀九种体质调体养生方法。

学习要点

九种体质类型的精神调摄、形体锻炼、饮食调理、起居调护、针灸推拿等调养方法。

体质的稳定性是相对的。由于每一个体在生长壮老的生命过程中,受环境、精神、营养、锻炼、疾病等内外环境中诸多因素的影响,而使体质发生变化,从而使得体质既具有相对稳定性,同时具有动态可变性。这种特征是体质可调的理论基础。通过精神调摄、形体锻炼、饮食调理、起居调护、针灸推拿等全方位的调理,可调整体质偏颇状态,达到因人养生的目的。

第一节　平和质调养方法

平和质之人,重在维护健康。平素以保养为主,可适当使用扶正之品,不宜过于强调进补,少用药物为宜。若患疾病时,以辨病、辨证论治为主,重在及时治病,防止因疾病导致体质偏颇。

一、精神调摄

宜保持平和的心态,尽量适应四时的阴阳变化规律。如春季尽量去空气新鲜的公园、广场、庭院等地进行跑步、打拳、做操等形式的活动,以适应春季阳气升发之性,做到心胸开阔,情绪乐观。夏季,天气炎热,切忌发怒上火伤肝,尽量保持平稳之心情。秋季,天气肃杀,风起叶落,人们常会变得忧思悲伤,所以要经常参加一些对身体有益的唱歌、跳舞、登山、旅行等娱乐活动,多与他人交流沟通,保持乐观豁达的心态。冬季,天气寒冷,万物藏匿,保养精神要以安定清静为根本,让心境处于淡泊宁静的状态。

中医认为,心态平和是平和质的重要特征。《素问·上古天真论》谓:"外不劳形于事,内无思想之患,以恬愉为务,以自得为功,形体不敝,精神不散,亦可以百数。"这是中医养生的一个很高的境界,也是平和体质者追求的目标。

二、形体锻炼

形成良好的运动健身习惯。可根据个人爱好和耐受程度及四季寒热温凉的不同,选择运动健身项目。如运动量较小的郊游、放风筝、踢毽子等;运动量适中的跳绳、登高、跑马、射箭等。还有一些健身功法,如五禽戏、太极拳、八段锦、易筋经、形意拳等。尽量避免锻炼太过以耗正气,汗出太过以伤阴津。

三、饮食调养

(一)调养原则

平和质的饮食调养原则是饮食有节。

(二)调养宜忌

饮食宜粗细合理搭配,多吃五谷杂粮、蔬菜瓜果,少食过于油腻及辛辣食品;不要过饥过饱,也不要进食过冷过烫或不干净食物;注意戒烟限酒。

知识拓展

四时饮食调养

1. 春 宜多食蔬菜,如菠菜、芹菜、春笋、荠菜等。

2. 夏 宜多食新鲜水果,如西瓜、番茄、菠萝等。其他清凉生津食品,如金银花、菊花、鲜芦根、绿豆、冬瓜、苦瓜、黄瓜、生菜、豆芽等均可酌情食用,以清热祛暑。

3. 长夏 宜选用茯苓、藿香、山药、莲子、薏苡仁、扁豆、丝瓜等利湿健脾之品,不宜进食滋腻碍胃的食物。

4. 秋 宜食用濡润滋阴之品以保护阴津,如沙参、麦冬、阿胶、甘草等。

5. 冬 宜选用温补之品,如肉桂、羊肉、牛肉、红枣、桂圆等。

(三)药膳举例

【春季药膳】

1. 红枣菊花粥

[原料] 菊花15g,红枣50g,粳米100g。

[制作] 红枣、粳米、菊花一同放入锅内加清水适量,煮粥,待粥煮至浓稠时,放入适量红糖调味食服。

[效用] 清肝明目,健脾补血。适合平和体质者春季保健食用。长期食用可使面部肤色红润。

2. 荠菜鸡蛋汤

[原料] 新鲜荠菜240g,鸡蛋4个,精盐、味精、植物油各适量。

[制作] 新鲜荠菜去杂洗净,切成段,放进盘内,将鸡蛋打入碗内,用筷子顺着同一方向拌匀。炒锅上旺火,放水加盖烧沸,放入植物油,接着放荠菜,再煮沸,倒入鸡蛋稍煮片刻,加入精盐、味精,盛入大汤碗内即成。

[效用] 补心安神,平肝明目,清热利水。适合平和体质者春季保健食用。

3. 干烧春笋鸡块

[原料] 春笋300g,鸡肉200g。

[制作] 将春笋洗净切片,鸡肉切块。将锅内放入油加热,放入葱、姜煸炒出香味,再把鸡块放入,烹入料酒、精盐、鸡精,加入高汤,用小火慢烧,至鸡肉烧熟,下春笋,放入香油,收汁起锅装盘。

[效用] 益气助阳。适合平和体质者春季保健食用。

【夏季药膳】

1. 苦瓜黄豆煲排骨

[原料] 新鲜苦瓜1 000g,黄豆100g,猪排骨500g,生姜2~3片。

[制作] 苦瓜洗净,去核瓤,切片状;黄豆洗净,稍浸泡;猪排骨洗净,斩为段状。然后与生姜一起放进瓦煲内,加入清水1 500ml(约6碗水量),先用武火煲沸,改文火煲1小时,调入适量食盐和生抽便可。

[效用] 清暑祛热。适合平和体质者夏季保健食用。

2. 绿豆粳米汤

[原料] 绿豆30g,粳米100g。

[制作] 绿豆、粳米淘净,用温水浸泡2小时后,加1 000ml水,用砂锅煮成稀粥。每天吃2~3次。

[效用] 消暑,生津,解毒。适合平和体质夏季易心烦、小便黄赤者保健食用。

3. 酸梅汤

[原料] 乌梅4个,白糖20g。

[制作] 将乌梅加入1kg水中,煮沸20分钟,再加入白糖,冷却后饮用。

[效用] 开胃生津,解暑除烦。适合平和体质夏季易口干、心烦者保健食用。

【秋季药膳】

1. 人参粥

[原料] 人参(为末)15g,生姜(取汁)15g。

[制作] 以水2L,煮取1L,入粟米27g,煮为稀粥,觉饥即食之。

[效用] 益元气,补五脏,抗衰老。适合平和体质者秋季保健食用。凡属阴虚体质的中老年人不宜食用,炎热夏季忌用。

2. 栗子焖鸡

[原料] 肥母鸡1只,栗子仁200g,杏仁10g,红枣5枚,姜丝、葱段少许,核桃仁20g,料酒、味精、盐、芝麻酱、白糖、食用油、香油、豆粉各适量。

[制作] ①将核桃仁、杏仁放在碗内,用沸水烫后去皮,捞出沥干水;杏仁、核桃仁放入四成熟油锅中,用漏勺上下翻身,炸至金黄色、油泡较少、大部分脱水时,捞在盘中摊开,待冷脆时用木棒滚压,研成末待用。②用刀把栗子斩成两半,放入开水锅中煮至壳与衣可以剥掉时捞出,剥去壳衣待用。③鸡洗干净后,剁成3cm见方的块。炒锅烧热,用素油滑锅,再加入食用油25g,在武火上烧至六成熟,投进鸡块,煸至皮成黄色,加入料酒、姜丝、白糖、酱油,烧至黄色,放入白汤、红枣、核桃仁烧沸,移至文火,盖上盖,焖烧1小时左右,倒入栗子,再焖15分钟。④锅内放卤水在武火上烧沸,放入芝麻酱拌和,淋上少许湿豆粉,拌匀,着薄芡,加入食用油50g,用手勺反复推拌,使芡粉肥胀起泡沫,放入麻油略拌,出锅浇在鸡面上,撒上杏仁末即成。

[效用]　健脾益气,止咳化痰。适合平和体质秋季易咳嗽有痰者保健食用。

3. 山药面

[原料]　面粉 3 000g,山药粉 1 500g,鸡蛋 10 只,老姜 5g,豆粉 200g,盐、味精、胡椒粉、食用油、葱各适量。

[制作]　将面粉、山药粉、豆粉、鸡蛋、清水、盐(适量)放入盆内,揉成面团,用擀面杖擀成薄面片,再切成面条。锅内放清水适量,用武火烧沸后放面条、食用油、葱、姜煮熟,再放味精,搅拌即成。

[效用]　健脾补肺,固肾益精。适用于平和体质秋季易疲倦、腰膝酸软者保健食用。

【冬季药膳】

1. 山药核桃肉羊肉汤

[原料]　山药 20g,核桃肉 80g,瘦羊肉 600g,生姜 3 片。

[制作]　山药、核桃肉洗净,稍浸泡;羊肉放进开水锅里煮 10 分钟,捞起洗净。一起与生姜放进瓦煲内,加入清水 3 000ml(约 12 碗水量),武火煲沸后改文火煲 3 小时,调入适量食盐和少许生抽即可。

[效用]　温肾健脾。适合平和体质冬季易腰膝酸软、怕冷者保健食用。

2. 栗子冬菇鲜鸡汤

[原料]　鲜栗子肉 500g,冬菇 50g,光鸡 1 只(约 500g),生姜 2~3 片。

[制作]　栗子开水烫后,稍浸泡去衣;冬菇浸泡软后去蒂;光鸡洗净后,去内脏、斩件。然后一起与生姜放进瓦煲内,加入清水 2 500ml(约 10 碗水量),武火煲沸后,改为文火煲 2 小时,调入适量食盐和少许生抽即可。

[效用]　补肾纳气,止咳化痰。适合平和体质冬季易咳嗽有痰者保健食用。

3. 羊肉羹

[原料]　羊肉 150g,萝卜 1 只,草果 5g,陈皮 5g,高良姜 5g,荜茇 5g,胡椒 5g,葱白3 根,姜少许。

[制作]　羊肉剔去筋膜,洗净后放入沸水锅内漂去血水,捞出后再用凉水漂洗干净,切成约三分见方的丁。萝卜洗净,切成一分厚的片。草果、陈皮(撕去白心)、高良姜、荜茇用纱布袋装好,扎紧袋口。胡椒拍破。葱白切成段。姜洗净拍破。将羊肉丁、纱布药袋放入砂锅内,加清水、葱、姜,用武火烧沸后,撇去浮沫,转用文火煨 2~3 小时,至肉酥烂,捞去药包、葱、姜,略调味成。

[效用]　补肾助阳。适合平和体质冬季易怕冷者保健食用。

四、起居调护

起居宜规律。尽量做到春夏季"夜卧早起",秋季"早卧早起",冬季"早卧晚起",以应春生、夏长、秋收、冬藏的物候规律,保持睡眠的规律与充足。劳逸相结合,穿戴求自然,不要过度劳累。饭后宜缓行百步,不能食后即睡,以应"春夏养阳,秋冬养阴"的原则。

五、针灸推拿

(一)选穴

涌泉、足三里。

（二）简便取穴

涌泉:足趾跖屈时,约当足底(去趾)前 1/3 凹陷处。

足三里:膝关节弯曲成直角,髌骨下方凹陷处向下四横指,离胫骨前嵴约一拇指宽即是。

（三）功效

涌泉是人体保健要穴,具有滋补肝肾、健脑明目的功效。

足三里可健脾和胃、益气生血,是人体养生保健要穴。

（四）操作

用拇指或中指指腹按压穴位,做轻柔缓和的环旋活动,以穴位感到酸胀为度,按揉 2~3 分钟。每天操作 1~2 次。

第二节　气虚质调养方法

气虚质者多元气虚弱,调体法则为培补元气,补气健脾。

一、精神调摄

心态宜乐观,音乐要明快。气虚质者,性格偏内向,因此要作自我调整,培养豁达乐观的态度,且不可过度劳神。宜欣赏节奏明快的音乐,如笛子曲《喜相逢》等。

气虚质的人一般性格偏内向,胆小,不喜欢冒险。所以,气虚质的人不仅要培养自己豁达乐观的生活态度,而且还需不断给自己加油鼓劲,增强自信心,可以把自己的精神寄托在自己感兴趣的事情上。到户外大自然中去感受生活,如通过摄影,赏心悦目,记录人生旅程,追求美好,表达思绪,陶冶情操。

二、形体锻炼

运动宜柔缓。气虚质之人锻炼宜采用低强度、多次数的运动方式,适当增加锻炼次数,而减少每次锻炼的总负荷量,控制好运动时间,循序渐进地进行。不宜做大负荷运动和大出汗的运动,忌用猛力和做长久憋气的动作,以免耗伤元气。

可选择比较柔和的传统健身项目,如八段锦。在做完全套八段锦动作后,将"两手攀足固肾腰"和"攒拳怒目增力气"各加做 1~3 遍。避免剧烈运动。

还可采用提肛法防止脏器下垂。提肛法:全身放松,注意力集中在会阴肛门部。首先吸气收腹,收缩并提升肛门,停顿 2~3 秒之后,再缓慢放松呼气,如此反复 10~15 次。

三、饮食调养

（一）调养宜忌

宜选用性平偏温、健脾益气的食物,尽量少吃或不吃空心菜、槟榔、生萝卜等耗气食物。不宜多食生冷苦寒、辛辣燥热的食物。由于气虚者多有脾胃虚弱,因此饮食不宜过于滋腻,不能蛮补,否则易导致脾胃呆滞而出现腹胀、食欲不振等。

（二）食物分类

动物性食物:如牛肉、鸡肉、鸡蛋、鹌鹑(蛋)等。

谷类及豆类食物：如大米、山药、莲子、白扁豆、黄豆、豆腐等。

果蔬类食物：如南瓜、大枣、胡萝卜、香菇等。

【食物举例】

1. 牛肉　性平，味甘，归脾、胃经。《本草拾遗》言其"消水肿，除湿气，补虚，令人强筋骨、壮健"。《韩氏医通》言："黄牛肉，补气，与绵黄芪同功。"牛肉有补脾胃、益气血、强筋骨等功效，补气之力尤为显著，故气虚质者宜常食之。

2. 鸡肉　性温，味甘，入脾、胃、肝经。《日华子本草》言："黄雌鸡：止劳劣，添髓补精，助阳气，暖小肠，止泄精，补水气。黑雌鸡：安心定志，治血邪，破心中宿血及痈疽排脓，补心血，补产后虚羸，益色助气。"其性温，具有助阳气、补精髓等作用，对老年人气虚质较为适宜。也可用于病后虚弱之人等。

 知识链接

鸡肉的营养价值

鸡肉营养价值高，但其性温，助火，故湿热体质、阴虚体质应少食。感冒发热、内火偏旺、湿热偏重之人，肥胖症、患有热毒疖肿之人，高血压、血脂偏高、胆囊炎、胆石症之人，均宜忌食。

3. 山药　性平，味甘，归肺、脾、肾经。山药具有补脾养胃、生津益肺、补肾涩精等功效，以山药为主的药膳适合气虚质或兼阴虚质者食用。

4. 南瓜　性温，味甘，入脾、胃经。南瓜具有补中益气、健脾暖胃等功效，适合气虚质者食用。

5. 粳米　性平，味甘，入肺经。《本草纲目》谓五谷之中"唯此谷得天地中和之气，同造化生育之功，故非他物可比"。粳米补中益气、健脾养胃、养阴生津、除烦止渴，适合各种体质，尤其适合气虚质者食用。

但需注意粳米非精米，目前大家经常食用的米经过精细加工，表面的粗纤维分子、蛋白质、维生素很多被破坏，所以日常生活中应适当食用未经精细打磨的糙米。

（三）药膳举例

1. 黄芪童子鸡

[原料] 童子鸡1只，生黄芪9g。

[制作] 取童子鸡洗净，用纱布袋包好生黄芪，取一根细线，一端扎紧纱布袋口，置于锅内，另一端则绑在锅柄上。在锅中加姜、葱及适量水煮汤，待童子鸡煮熟后，拿出黄芪包。加入盐、黄酒调味，即可食用。

[效用] 益气补虚。适合气虚体质易自汗，或易反复感冒者平日食用。

2. 山药粥

[原料] 山药30g，粳米180g。

[制作] 将山药和粳米一起入锅加清水适量煮粥，煮熟即成。此粥可在每日晚饭时食用。

[效用] 补中益气，益肺固肾。适合气虚质者，亦可用于肺、脾、肾偏虚者辅助调养食用。

3. 黄芪党参汽锅鸡

[原料] 黄芪 20g,党参 20g,子母鸡 1 只,葱、生姜、食盐、料酒、味精、花椒水各适量。

[制作] ①子母鸡宰杀后,去毛和内脏,剁成 3cm 见方的鸡块,放入沸水锅内烫 3 分钟捞出,洗净血沫,装入汽锅内,加入葱、生姜、食盐、味精、料酒、花椒水等。②黄芪片、党参切 4cm 长的段,洗净,放入汽锅内,盖上盖,上笼蒸 3 小时取出,拣去生姜、葱、黄芪即成。

[效用] 补中益气,升阳举陷。适合气虚质有轻度内脏下垂者日常食用。

4. 南瓜粳米粥

[原料] 南瓜 50g,粳米 100g。

[制作] 南瓜切成小块与粳米同煮成粥。

[效用] 补中益气,健脾暖胃。适合气虚质易体倦乏力、食欲不佳者食用。

5. 健脾膏

[原料] 党参 90g,怀山药、芡实、云苓、扁豆、莲子各 180g,广陈皮 45g,糯米 3L,粳米 7L,薏苡仁 180g,白术 60g。

[制作] 上各味微炒香,为细末,另将糯米、粳米各蒸熟晒干后炒爆,磨成细粉,与各味和匀,加白糖 7.5kg(如嫌糖量重,可酌减,以适量为准),用模印成块,烘干。小儿视年龄适量服之;营养不良者,可常服。

[效用] 健脾益气,和胃渗湿。适合气虚质偏消瘦易便溏者食用。

四、起居调护

起居勿过劳。提倡劳逸结合,不要过于劳作,以免损伤正气。平时应避免汗出受风。居室环境应采用明亮的暖色调。

气虚质的人,不耐受风、寒、暑热的气候。所以,气虚质的人起居要有规律,夏季午间应适当休息,保持充足的睡眠。

气虚质的人容易感冒,适应寒暑变化之能力较差,常在空调居室和供暖气的房间久居的人,患感冒的概率较大。所以,气虚质的人应多在自然气候环境下生活。在夏季烈日炎热之时,要注意加强防护,同时也要注意不宜过于贪凉,不要让室内外温度相差太大,老幼等体弱之人慎用凉水淋浴。气虚质者也要注意房室不要过度,以免耗伤肾气。

五、针灸推拿

（一）选穴

气海、关元。

（二）简便取穴

气海:取穴时,可采用仰卧姿势。气海位于下腹部,前正中线上,从脐到耻骨上方画一直线,将此线十等分,从脐往下 3/10 处,即是此穴。

关元:取穴时,可采用仰卧姿势。关元位于下腹部,前正中线上,从脐到耻骨上方画一直线,将此线五等分,从脐往下 3/5 处,即是此穴。

（三）功效

气海具有培补元气、益肾固精、补益回阳、延年益寿之功。

关元具有培元固本、补益下焦之功。

（四）操作

用掌根着力于穴位，做轻柔缓和的环旋活动，每穴按揉 2~3 分钟，每天操作 1~2 次。

还可采用艾条温和灸，增加温阳益气的作用。点燃艾条或借助温灸盒，对穴位进行温灸，每次 10 分钟。温和灸可每周操作 1 次，或每在节气转换日艾灸 1 次。

第三节 阳虚质调养方法

阳虚质者多元阳不足，调体法则为补肾温阳，益火之源。由于督脉能总督一身之阳气，为"阳脉之海"。故阳虚质者应注意督脉的温通与调护。

一、精神调摄

心态要阳光，音乐宜激昂。阳虚质宜保持积极向上的心态，正确对待生活中的不利事件，及时调节自己的消极情绪；宜欣赏激昂、高亢、豪迈的音乐等。

阳虚质的人，性格沉静、内向。因此，必须加强精神调养，调节好自己的情感，尽量避免和减少悲伤，还要防止惊恐、大喜大悲等不良情绪的影响。在日常生活中，可以多听诸如《黄河大合唱》等激昂、高亢、豪迈的音乐，还可以选择一些优美、畅快的旋律、轻音乐。

二、形体锻炼

运动避风寒。宜在阳光充足的环境下适当进行舒缓柔和的户外活动，尽量避免在大风、大寒、大雪的环境中锻炼。日光浴、空气浴是较好的强身壮阳之法。也可选择八段锦，在完成整套动作后将"五劳七伤往后瞧"和"两手攀足固肾腰"加做 1~3 遍。

阳虚质的人怕冷，比较容易受风和寒的侵袭，锻炼时应注意保暖避寒。要选择暖和的天气，进行户外运动锻炼，不宜在阴冷天气或潮湿之处锻炼身体，如在水中游泳易受寒气和湿气，一般不适合阳虚质的人。

日光浴、空气浴是较好的强身壮阳之法。根据中医"春夏养阳，秋冬养阴"的观点，阳虚质的人锻炼时间最好选择春夏，一天中又以阳光充足的上午为最好时机，其他时间锻炼则应当在室内进行。冬季要避寒就温，春夏要注意培补阳气，做到"无厌于日"，即在春夏季多晒太阳，每次不得少于 30 分钟。

中国传统体育中的一些功法，如八段锦，在完成整套动作后将"五劳七伤往后瞧"和"两手攀足固肾腰"加做 1~3 遍，可以振奋阳气，促进阳气的生发和流通。阳虚质的人也可经常按摩督脉上的穴位，如长强、腰俞、命门等，可以起到疏通阳气、强身健体的作用。

三、饮食调养

（一）调养宜忌

宜选用甘温补脾阳、温肾阳为主的食物。少食生冷、苦寒、黏腻食物，如田螺、螃蟹、海带、紫菜、芹菜、苦瓜、冬瓜、西瓜、香蕉、柿子、甘蔗、梨、绿豆、蚕豆、绿茶、冷冻饮料等。即使在盛夏也不要过食寒凉之品。

（二）食物分类

动物性食物：如羊肉、虾、带鱼、黄鳝等。

谷类及豆类食物：如糯米、高粱等。

果蔬类食物：如核桃、栗子、腰果、松子、荔枝、龙眼、生姜、韭菜、茴香等。

其他食物：如肉桂、辣椒、花椒、红茶等。

【食物举例】

1. 羊肉　性温，味甘，归脾、肾经。《本草纲目》言羊肉"暖中补虚，补中益气，开胃健力，益肾气"。羊肉具有益气补虚、温中暖下、补肾壮阳的作用，尤其适合阳虚质，特别是老年体衰者冬令进补食用。

凡有口舌生疮、牙齿肿痛、咳吐黄痰、牙痛等症状者不宜食用；患肝病、高血压、急性肠炎或其他感染性疾病及发热期间不宜食用；外感病邪，素体有热者慎用。暑热天慎食之；水肿、骨蒸、疟疾、外感及一切热性病症者禁食。

2. 胡桃仁　味甘，性温，入肺、肝、肾经，能补肾助阳，温肺定喘，润肠通便。适合阳虚质者食用。胡桃仁适合生吃、水煮、糖醮、烧菜等多种食法。

胡桃仁的重量约20~30g，每天吃5~6个为宜。如吃得过多，会生痰、恶心，严重者会有严重的腹泻，甚至水样大便。胡桃仁不能与野鸡肉一起食用，不可与酒同食。凡阴虚火旺、痰热咳嗽、便溏腹泻、素有内热盛及痰湿重者均不宜食用。

3. 韭菜　韭菜又称"起阳草"，味甘、辛，性温，无毒，入肝、胃、肾经。韭菜具有补肾壮阳、温中行气、健脾开胃等功效，适合老年人阳虚质有腰膝冷痛、食欲不佳者常食。韭菜还有行气活血散瘀作用。

4. 生姜　性温，味辛，入肺、胃、脾经，具有内能温胃止呕、温肺祛痰，外可发散表寒等功效。适合阳虚质易患呕吐、咳喘、风寒感冒者食用。亦可作为健脾开胃的辅助调养。阳虚质者可在做菜的时候放姜，还可口嚼生姜，甚至还可把生姜切片以后放在脐上，也能生姜煮水泡脚。

（三）药膳举例

1. 当归生姜羊肉汤

［原料］当归20g，生姜30g，羊肉500g。

［制作］当归、生姜冲洗干净，用清水浸软，切片备用。羊肉剔去筋膜，放入开水锅中略烫，除去血水后捞出，切片备用。将当归、生姜、羊肉放入砂锅中，加清水、料酒、食盐，旺火烧沸后撇去浮沫，再改用小火炖至羊肉熟烂即成。

［效用］温中补血，祛寒止痛。适合阳虚质容易出现怕冷、腰膝酸软、痛经、月经量少者食用。

2. 韭菜炒胡桃仁

［原料］胡桃仁50g，韭菜200g。

［制作］胡桃仁开水浸泡去皮，沥干备用。韭菜择洗干净，切成寸段备用。麻油倒入炒锅，烧至七成热时加入胡桃仁，炸至焦黄，再加入韭菜、食盐，翻炒至熟。

［效用］温肾助阳。适合阳虚质容易出现腰膝冷痛、阳痿者食用。

3. 羊肉羹

[原料] 羊肉 250g,萝卜 1 个,草果 3g,陈皮 3g,高良姜 3g,胡椒 3g,荜茇 3g,葱白 3g,生姜少许。

[制作] 羊肉剔去筋膜,洗净后入沸水锅内汆去血水,捞出后再用凉水漂洗干净,切成约 1cm 见方的肉丁;萝卜洗净泥土,切成厚 0.3cm 的片;将草果、陈皮、高良姜、荜茇用洁净的纱布袋装好并扎口;胡椒拍破,葱白切成节,生姜洗净拍破。羊肉丁和以上药物同置炒锅中,加入清水适量,并加葱和生姜,旺火烧沸,打去浮沫,再用文火煨 2~3 小时,至肉酥烂即可。捞出药包,除去葱和生姜,略调味即成。

[效用] 温肾助阳,散寒止痛。适合阳虚质易发胃脘冷痛、大便溏泻者食用。

4. 肉苁蓉粥

[原料] 肉苁蓉 60g(酒浸一宿,刮去皱皮,细切),粳米 100g,鹿角胶 15g(切碎,炒令黄燥,为末),羊肉 120g(细切),葱、姜、盐各少许。

[制作] 煮羊肉、肉苁蓉、粳米作粥,临熟,下鹿角胶末,用盐、酱、味精调和食之。

[效用] 补肾温阳,润肠通便。适用于阳虚质容易出现便秘、小便清长、夜尿频多者食用。中老年人阳虚质者尤为适宜。

5. 肉桂鸡肝

[原料] 肉桂 5g,鸡肝 1 具,生姜、葱、料酒、味精各适量。

[制作] 肉桂洗净,切成长 2cm、宽 1cm 的块;鸡肝洗净,一破 4 片,放入瓦锅内,加入葱、生姜、食盐、料酒、清水各适量。将瓦锅置入盛有水的锅中,隔水炖至鸡肝熟即成。食用时加味精少许。

[效用] 温补肾阳。适合阳虚质易发手足冰冷、脘腹冷痛、夜尿频多者食用。

四、起居调护

起居要保暖。居住环境以温和的暖色调为宜,不宜在阴暗、潮湿、寒冷的环境下长期工作和生活。平时要注意腰部、背部和下肢保暖。白天保持一定活动量,避免打盹瞌睡。睡觉前尽量不要饮水,睡前将小便排净。

阳虚质的人,由于机体阳气不足,失于温煦,故在日常起居中要注意避寒取暖,养护阳气。特别是冬季要适当多穿衣服,尽量吃温热的食物,尤其要注意背部、腰部和下肢的保暖。

白天阳气充足,故阳虚质者在白天应保持一定的活动量,激发体内阳气。阳虚无力气化蒸腾水液,故睡前尽量不要饮水,且要排空小便,以免引起浮肿或频繁起夜影响睡眠。

坚持睡前用热水泡脚,或刺激足部穴位促进气血运行,就可驱除寒气,舒通全身经络,增强人体免疫力和抵抗力,具有呵护阳气、强身健体的功效。泡脚时,用 40~50℃ 的水,水量以淹没踝部为好,双脚浸泡 15 分钟。同时,用手缓慢、连贯地按摩双脚,直至自己感觉双脚微微有发热感为止。如在水中再加入一些温阳药物,如阳起石、杜仲、续断、菟丝子等,效果更佳。

五、针灸推拿

(一) 选穴

百会、肾俞、气海、关元、足三里。

（二）简便取穴

百会:两侧耳尖连线之中点取之。

肾俞:背部,第 2 腰椎棘突下,旁开 1.5 寸。

气海:前正中线,脐下 1.5 寸。

关元:气海下 1.5 寸,即脐下 3 寸。

足三里:胫骨外侧,外膝眼下 3 寸。

（三）功效

百会具有益气升阳之效,关元、气海具有培元固本、补益下焦之功。三穴合用既可交会任督二脉,又可益气培元,升举阳气。肾为先天之本,取肾俞可补益肾气;脾胃为后天之本,取足三里可调理脾胃,补益气血,使后天得以充养先天,故诸穴合用可使气血渐旺,阳气渐充。

（四）操作

百会用平刺法,留针 30 分钟,不行针。其余穴位可行针刺补法,或正面、背面交替使用温针灸。居家保健可用温和灸方法,点燃艾条或借助温灸盒,对穴位进行温灸,每次 10~15 分钟,以皮肤微微潮红为度。每周进行 1~2 次。关元还可采用掌根揉法,按揉每穴 2~3 分钟,每天 1~2 次。也可配合摩擦腰肾法温肾助阳,以手掌鱼际、掌根或拳背摩擦两侧腰骶部,每次操作约 10 分钟,以摩至皮肤温热为度,每天 1 次。

第四节　阴虚质调养方法

阴虚质者多真阴不足,调体法则为滋补肾阴、壮水制火。由于任脉为"阴脉之海",对阴经气血有调节蓄溢作用,故阴虚质者应注意任脉的畅通与调护。

一、精神调摄

心态要淡泊,音乐要舒缓。宜加强自我修养、培养自己的耐性,尽量减少与人争执、动怒,可在安静、优雅环境中练习书法、绘画等。有条件者可选择在环境清新凉爽的海边、山林旅游休假。

由于阴虚质容易心烦气躁,因此平时必须注意加强修养,养成冷静沉着的习惯,少参加有竞争胜负的活动,多到室外呼吸新鲜空气,以利于平心静气。多听一些节奏舒缓的轻音乐,如《小夜曲》《摇篮曲》《水莲》《梦幻曲》《沉思》等,可以舒缓不良情绪。

二、形体锻炼

运动勿太过。阴虚质的人由于体内津液精血等不足,所以运动的时候往往容易出现口干舌燥、面色潮红、小便少等症状,因此宜做中小强度、间断性的运动项目,控制出汗量、及时补充水分。不宜进行大强度、大运动量的锻炼,避免在炎热的夏天或闷热的环境中运动。可选择八段锦,在做完八段锦整套动作后将"摇头摆尾去心火"和"两手攀足固肾腰"加做 1~3 遍。也可选择太极拳、太极剑等。由于任脉为"阴脉之海",阴虚质的人,平时可以多做扩胸运动,让整个胸腔随之开合,加强胸部锻炼,以有助于任脉的畅通。

三、饮食调养

（一）调养宜忌

宜选用甘凉滋润的食物。少食温燥、辛辣、香浓的食物，如羊肉、韭菜、茴香、辣椒、葱、蒜、葵花子、酒、咖啡、浓茶，以及荔枝、龙眼、樱桃、杏、大枣、核桃、栗子等。

（二）食物分类

动物性食物：如鸭肉、猪瘦肉、海参、鳖、海蜇等。

谷类及豆类食物：如黑芝麻、小麦等。

果蔬类食物：如百合、枸杞子、桑椹子、梨、荸荠、甘蔗等。

其他食物：如蜂蜜、银耳、燕窝等。

【食物举例】

1. 鸭肉　味甘、咸，性微寒，归脾、胃、肺、肾经。《本草纲目》言鸭肉"主大补虚劳，最消毒热，利小便，除水肿，消胀满，利脏腑，退疮肿，定惊痫"。鸭肉具有滋阴补虚、清退虚热、补血生津、利水消肿等作用，对改善阴虚质者的口干、眼干、咳嗽、盗汗、小便不利等症状，较适宜。

鸭肉性微寒，对于阳虚质者常见胃部冷痛、腰痛、腹泻清稀等，皆应少食。

2. 海参　味甘、咸，性温，归心、肾经。海参有补肾、填精、养阴、补血、润燥的作用。海参富含黏多糖，可提高机体免疫力，营养丰富，是一种高蛋白、低脂肪、低胆固醇的海味珍品，加上其肉质细嫩，易于消化，所以非常适宜于阴虚质者食用。

《随息居饮食谱》指出："脾弱不运，痰多便滑，客邪未尽者，均不可食。"故泄泻者忌用，脾胃虚弱者慎用。

3. 黑芝麻　味甘，性平，归肝、肾、大肠经。《本草备要》言其既能"补肝肾，润五脏，滑肠"，又可"明耳目，乌须发，利大小肠，逐风湿气"。故其功擅补肝肾，益精血，润肠燥。适用于阴虚质易患两目干涩、须发早白、耳鸣、耳聋及习惯性便秘者食用。

因本品有润肠致泻作用，故气虚质、阳虚质及脾虚便溏者应少用。

4. 百合　味甘、微苦，性微寒，入心、肺经，具有养阴润肺、清心安神的功效。适用于阴虚质易患咽喉干燥、鼻腔干燥、干咳少痰及心烦失眠者食用。

5. 蜂蜜　味甘，性平，归肺、脾、大肠经。《神农本草经》言其"安五脏诸不足，益气补中，止痛解毒，除众病，和百药"。《本草纲目》谓："蜂蜜……入药之功有五：清热也，补中也，解毒也，润燥也，止痛也。"适合气虚、阴虚体质兼夹之人食用。

（三）药膳举例

1. 冰糖炖海参

［原料］水发海参50g，冰糖少许。

［制作］将水发海参洗净，放入瓦锅内，加水适量，放入盛有水的锅内，隔水炖至熟烂。在锅内放冰糖屑，加少量水，熬成糖汁，倒入海参即成。

［效用］补肾益阴，养血润燥。适合阴虚质者食用，常感咽干口燥、皮肤干燥者更为适宜。糖尿病患者忌食。

2. 蜂蜜银耳蒸百合

［原料］百合120g，蜂蜜30g，银耳30g。

［制作］将百合、蜂蜜、银耳拌和均匀，蒸令熟软。

[效用] 滋阴润燥。适合阴虚质者长期食用,有习惯性便秘、虚烦失眠多梦者尤宜。糖尿病患者忌食。

3. 莲子百合煲鲍鱼汤

[原料] 莲子、百合各 80g,猪瘦肉 450g,鲍鱼 300g,生姜 3 片,生葱 1 条。

[制作] 莲子、百合洗净,浸泡 1 小时,莲子去心;鲍鱼洗擦干净,猪瘦肉亦洗净,不必刀切。先在镬内下适量清水烧沸,放入生姜 1 片,葱 1 条,稍后再下鲍鱼和瘦肉,慢火煮约 5 分钟,取出洗净。把清水 3 000ml(约 12 碗水量)放进瓦煲内,武火煲沸后放进鲍鱼、瘦肉、百合和生姜,滚后改为文火煲 2 小时,加入莲子再煲 1 小时,调入适量食盐和少许生抽即可。

[效用] 滋阴益精,清心除烦。适合阴虚质者食用,尤其适合阴虚质容易出现心烦、急躁等表现者食用。

4. 枸杞粥

[原料] 枸杞子 30g,粳米 60g。

[制作] 上加水适量,煮粥。供早点或晚餐服食,四季均可。

[效用] 滋肾阴、补任脉,并可养肝明目。适合阴虚质有耳鸣、耳聋倾向,并容易出现腰膝酸软、头晕目眩、久视昏暗者食用。凡脾胃虚弱,经常泄泻者忌服。

5. 玉竹百合猪瘦肉汤

[原料] 玉竹、百合各 30g,猪瘦肉 300g,生姜 2～3 片。

[制作] 玉竹、百合用清水洗净,稍浸泡;猪瘦肉亦用清水洗净,整块不用刀切;然后一起与生姜放进瓦煲内,加入清水 2 000～2 500ml(约 8～10 碗水量)。武火煲沸后改为文火煲约 2～3 小时,调入适量食盐和少许生抽即可。

[效用] 滋阴润燥。适合阴虚质容易出现干咳、少痰者食用。

6. 雪梨膏

[原料] 梨 1 000g,蜂蜜适量,冰糖适量。

[制作] 将梨洗净,去皮去核,切成小块;将锅中加适量清水,放入梨块,烧开后转小火将梨汁熬至黏稠状,加入蜂蜜和冰糖即可。

[效用] 养阴生津,润燥止渴。适合阴虚质常感咽干、口渴、咳嗽者食用。

四、起居调护

阴虚质者应保证充足的睡眠时间,避免过分熬夜,以藏养阴气。高度紧张的工作、剧烈运动、高温酷暑的工作生活环境等均应尽量避免,不宜洗桑拿、泡温泉。阴虚质者也要节制房事,惜阴保精。阴虚质者可以多练习腹式呼吸,加强腹部任脉经气的畅通,有助于交通心肾,改善睡眠。

五、针灸推拿

(一)选穴

太溪、三阴交。

(二)简便取穴

太溪:位于足内侧,内踝后方与跟骨筋腱之间的凹陷处。

三阴交:在小腿内侧,内踝尖上 3 寸,胫骨内侧缘后方,正坐屈膝成直角取穴。

（三）功效

太溪为肾经原穴,具有滋阴补肾、强健腰膝的功效。三阴交为足厥阴肝经、足太阴脾经、足少阴肾经交会之处,脾主统血、为气血生化之源,肝藏血,肾藏精,三阴交能益精养血补阴,从而改善阴虚体质。

（四）操作

采用指揉的方法,每个穴位按揉2~3分钟,每天操作1~2次。或用毫针补法,刺入1寸左右,留针30分钟,每周1~2次。

第五节 痰湿质调养方法

痰湿质者多水液内停而痰湿凝聚,调体法则为化痰祛湿为主,兼健脾助运。

一、精神调摄

心态要积极,音乐宜振奋。痰湿质者性格温和,处事稳重,多善于忍耐。但由于痰湿内蕴,阻遏阳气,易产生疲倦感。因此应加强运动,宜多参加社会活动,培养广泛的兴趣爱好。还可以适当听一些节奏强烈、轻快振奋的音乐,如斯特劳斯的圆舞曲系列、比才的卡门序曲、拉德茨基进行曲、二胡《赛马》等。

二、形体锻炼

运动应持久。痰湿质者,形体多肥胖,身重易倦,故应根据自己的具体情况循序渐进,长期坚持运动锻炼。一切针对单纯性肥胖的体育健身方法都适合痰湿质的人,如散步、慢跑、打乒乓球、打羽毛球、打网球、游泳、练武术,以及适合自己的各种舞蹈。痰湿质者要加强机体物质代谢过程,应当做较长时间的有氧运动,使疏松的皮肉逐渐结实、致密。所有中小强度较长时间的全身运动都属于有氧运动。一般热身15分钟左右,开始慢慢增加频率,运动量为1小时最佳。运动时间应当在下午2：00—4：00,自然界阳气极盛之时,且运动环境应温暖宜人。痰湿质的人一般体重较大,运动负荷强度较高时,要注意运动节奏,循序渐进地进行锻炼,以保障安全。

对于体重超重,陆地运动能力极差的人,应当进行游泳锻炼。游泳是一种很好的全身性运动,也是很好的减肥方法,并且对提高心肺功能十分有效。

三、饮食调养

（一）调养宜忌

痰湿质者宜选用健脾助运、祛湿化痰的食物,少食肥、甜、油、黏(腻)的食物。吃饭不宜过饱,要吃七分饱,忌暴饮暴食和进食速度过快。

（二）食物分类

动物性食物:如鲤鱼、鲫鱼、鲈鱼、海带、海蜇、文蛤等。

谷物及豆类食物:如扁豆、薏苡仁、赤小豆、山药等。

果蔬类食物:如冬瓜、荷叶、白萝卜、生姜、荠菜、紫菜等。

【食物举例】

1. 薏苡仁　性凉,味甘、淡,入脾、肺、肾经,具有利水、健脾、除痹、清热排脓的功效。《神农本草经》将薏苡仁列为上品。由于薏苡仁营养丰富,作用缓和、微寒而不伤胃,益脾而不滋腻,因此适合痰湿质者日常食用。

2. 鲤鱼　味甘,性平,归脾、肾经,具有补脾健胃、利水消肿的作用。《本草纲目》言:"鲤,其功长于利小便,故能消肿胀、黄疸、脚气、喘嗽、湿热之病,煮食下水气,利小便。"适合痰湿质者食用。

3. 扁豆　味甘,性平,归脾、胃经,具有健脾和胃、消暑化湿等功效。《本草纲目》说:"硬壳白扁豆,其子充实,白而微黄,其气腥香,其性温平,得乎中和,脾之谷也。入太阴气分,通利三焦,能化清降浊,故专治中宫之病,消暑除湿而解毒也。其软壳及黑鹊色者,其性微凉,但可供食,亦调脾胃。"适合痰湿质见脘腹胀满者食用。

4. 赤小豆　性平,味甘、酸,归心、肝经,具有利水消肿、解毒排脓等功效。《神农本草经》言其"主下水,排痈肿脓血"。现代研究证明,红小豆含有皂草苷物质成分,具有通便、利尿和消肿作用,能解酒、解毒。适用于痰湿质及易患水肿等病症者食用。

5. 白萝卜　性凉,味甘,归肺、胃经,具有消食化积、清热化痰、下气宽中的功效。现代研究发现,常食白萝卜能降血脂、血压,减肥。适合痰湿质形体肥胖、痰多者食用。

6. 冬瓜　味甘淡,性凉,归肺、大小肠、膀胱经,功能利水消肿、化痰降脂。《神农本草经》谓其"久服,轻身耐老"。唐代食疗专家孟诜认为冬瓜果实能"益气耐老",并指出"欲得体瘦轻健者,则可长食之;若要肥,则勿食也"。提示冬瓜不仅有抗衰老作用,且有减肥功效。适合痰湿质见眼睑浮肿、形体肥胖者食用。

7. 紫菜　味甘、咸,性寒,归肺经,具有化痰软坚、清热利尿的功效。适合痰湿质者食用。

8. 荷叶　味苦、涩,性平,入心、肝、脾经,具有清热利湿、升发清阳等功效。《本草纲目》中有荷叶"升发阳气、去脂瘦身"的记载。因其能利湿升清降脂,适合痰湿质有血脂偏高倾向者食用。

（三）药膳举例

1. 山药冬瓜汤

[原料] 山药 50g,冬瓜 150g。

[制作] 山药、冬瓜置锅中慢火煲 30 分钟,调味后即可食用。

[效用] 健脾益气利湿。适合痰湿质,尤其是单纯性肥胖者食用。

2. 薏苡仁粥

[原料] 生薏苡仁 50g,粳米 60g。

[制作] 生薏苡仁、粳米同放锅中,武火煮沸后文火煮 2 小时,加入适量白糖调味即可。

[效用] 除湿化痰,健脾益气。适合痰湿质或兼湿热质者食用,尤其是伴有形体肥胖者。

3. 赤小豆鲤鱼汤

[原料] 活鲤鱼 1 尾(约 800g),赤小豆 50g,陈皮 10g,辣椒 6g,草果 6g。

[制作] 将活鲤鱼去鳞、鳃、内脏;将赤小豆、陈皮、辣椒、草果填入鱼腹,放入盆

内,加适量料酒、生姜、葱段、胡椒及食盐少许,上笼蒸熟即成。

[效用] 除湿化痰,利水消肿。适合痰湿质常感胸闷痰多、眩晕、水肿者食用。

4. 昆布海藻排骨汤

[原料] 昆布、海藻各40g,猪排骨500g,生姜2~3片。

[制作] 昆布、海藻洗净,稍浸泡30分钟;猪排骨洗净斩为小块,然后与生姜一起放进瓦煲内,加入清水3 000ml(约12碗水量);先用武火煲沸,再改为文火煲3.5小时,调入适量食盐和少许生抽即可。

[效用] 软坚消痰。适合痰湿质血压有升高倾向、有眩晕症状者食用。

5. 减肥茶

[原料] 干荷叶60g,生山楂10g,生薏苡仁10g,陈皮5g。

[制作] 上药共制细末,混合,放入热水瓶中,用沸水冲泡即可。每日1剂,不拘时代茶饮。

[效用] 化痰降浊,健脾祛湿。适合痰湿质肥胖,有血脂偏高倾向者尤宜饮用。

6. 荷叶粥

[原料] 干荷叶30g,粳米60g。

[制作] 干荷叶揉碎,与粳米同放锅中,共熬成粥。

[效用] 除湿降脂,升清降浊。适合痰湿质,尤其是伴有血脂偏高倾向者尤宜食用。

7. 鲫鱼豆腐汤

[原料] 鲫鱼250g,豆腐250g,生姜2片,葱花、料酒、盐、食用油、淀粉等适量。

[制作] 将豆腐切薄片,沥干水分。鲫鱼去鳞和内脏,抹上料酒,用盐腌渍10分钟。油锅加热,爆香姜片,将鱼两面煎黄后加水适量,文火煮约25分钟,投入豆腐片,调味后用水淀粉勾薄芡并撒上葱花。

[效用] 健脾利湿,和中开胃。适用于痰湿质容易面部浮肿、水肿者。

四、起居调护

起居避潮湿。痰湿质之人以湿浊偏盛为特征,不宜在潮湿环境中久留,在阴雨季节要注意避免湿邪侵袭,在湿冷气候条件下要减少户外活动,避免受寒淋雨。湿性重浊,易阻滞气机,遏伤阳气。因此居住环境宜温暖干燥而不宜阴冷潮湿,衣着应透气散湿,面料以棉、麻、丝等透气散湿的天然纤维为主,这样有利于汗液蒸发,祛除体内湿气。同时着衣要注意保暖。痰湿质者应常洗热水澡,程度以全身皮肤微微发红、通身汗出为宜。

痰湿质的人嗜睡,所以应适当减少睡眠时间,不要过于安逸,贪念床榻,晚上睡觉枕头不宜过高,防止打鼾加重;应多进行户外活动,使身体功能活跃起来。鼓励痰湿质的人多参加集体旅游、爬山等项目,增加户外运动量,以舒展阳气,通达气机。痰湿质的人平时还应定期检查血糖、血脂、血压。

五、针灸推拿

(一)选穴

丰隆、足三里。

（二）简便取穴

丰隆：在犊鼻（外膝眼）与外踝尖连线的中点，胫骨前嵴外2横指处。正坐屈膝或仰卧位取穴。

足三里：在外膝眼下四横指，胫骨边缘旁开一横指处。正坐屈膝取穴。

（三）功效

丰隆为胃经络穴，联络脾经，能调治脾胃，为化痰要穴，具有化湿祛痰的功效。足三里为胃之下合穴，具有补益脾胃、健脾化痰的功效。

（四）操作

采用指柔、刮痧、艾灸等方法。每个穴位按揉2~3分钟，每天操作1~2次。每穴艾灸10分钟，每天1次。

第六节　湿热质调养方法

湿热质者多湿热蕴结不解，调体法则为分消湿浊、清泻伏火。

一、精神调摄

情绪避烦恼，音乐宜悠扬。湿热质者宜稳定情绪，尽量避免烦恼，可选择不同形式的兴趣爱好。多听曲调悠扬的音乐，如《高山流水》等。

二、形体锻炼

宜做中长跑、游泳、各种球类、武术等强度较大的锻炼。夏季应避免在烈日下长时间活动，在秋高气爽的季节，经常选择爬山登高，更有助于祛除湿热。也可做八段锦，在完成整套动作后将"双手托天理三焦"和"调理脾胃须单举"加做1~3遍。

三、饮食调养

（一）调养宜忌

宜食用甘寒或苦寒的清热利湿食物。少食羊肉、动物内脏等肥厚油腻之品，以及韭菜、生姜、辣椒、胡椒、花椒及火锅、烹炸、烧烤等辛温助热的食物。

（二）食物分类

动物性食物：如泥鳅、田螺、鸭肉等。

谷物及豆类食物：如绿豆（芽）、绿豆糕、赤小豆等。

果蔬类食物：如马齿苋、芹菜、黄瓜、苦瓜、西瓜、冬瓜、丝瓜、莲藕、荸荠、梨、薏苡仁、莲子、茯苓等。

其他食物：绿茶、花茶。

【食物举例】

1. 泥鳅　性平，味甘，入脾、胃经，具有利水解毒、补脾益肾等功效。《本草纲目》记载："（泥鳅）暖中益气，醒酒，解消渴。"适合湿热质者食用。

2. 绿豆　性凉，味甘，入心、胃经，具有清热利水、清热解毒、清热解暑功效。李时珍称其为"济世之良谷"。适合湿热质的人夏季食用，尤其是对易患痤疮、湿疹等皮肤病的人的调理。

3. 莲藕 性寒,味甘,熟用则性微温,入心、脾、胃经,具有除烦清热、开胃止渴、凉血止血、清散瘀血、润肺生津的功效。《本草经疏》记载:"藕,生者甘寒,能凉血止血、除热清胃,故主消散瘀血、吐血、口鼻出血……熟者甘温,能健脾开胃、益血补心,故主补五脏、实下焦、消食、止泄、生肌,及久服令人心欢止怒也。"适合湿热质见心烦急躁、口舌生疮者食用。

4. 芹菜 性凉,味甘、淡,入肝、胃二经,具有平肝凉血、清热利湿的功效。《木经逢原》谓其"清理胃中湿浊"。现代研究也证实芹菜可提神健脑、润肺止咳、醒胃健脾、增进食欲。适合湿热体质易患食欲不振、食后腹胀、头晕目眩者食用。

5. 丝瓜 性凉,味甘,入肝、胃经,通行十二经,可通经活络、清热凉血、解毒。《本草纲目》说:"(丝瓜)熟食,除热利肠……去风化痰,凉血解毒,杀虫,通经络,行血脉,下乳汁。"适合湿热质见大便秘结、疮疖者食用。

6. 苦瓜 性寒,味苦,入心、肝、脾、胃经,具有清热解毒、清肝明目之功效。《随息居饮食谱》说:"苦瓜,青则苦寒,涤热,明目,清心。可酱可腌。中寒者(寒底)勿食;熟则色赤,味甘性平,养血滋肝,润脾补肾。"适合湿热质见疮肿、目赤肿痛者食用。

7. 马齿苋 性寒,味酸,归肝、大肠经,具有清热解毒、凉血止血、散血消肿的功效,适合湿热质易患面部疮疖、脓疱粉刺、痔疮、阴囊瘙痒者食用。

(三)药膳举例

1. 泥鳅炖豆腐

[原料] 泥鳅500g,豆腐250g。

[制作] 泥鳅去腮及内脏,冲洗干净,放入锅中,加清水,煮至半熟,再加豆腐,食盐适量,炖至熟烂即成。

[效用] 清利湿热。适合湿热质者食用。

2. 绿豆藕

[原料] 粗壮肥藕1节,绿豆50g。

[制作] 藕去皮,冲洗干净备用。绿豆用清水浸泡后取出,装入藕孔内,放入锅中,加清水炖至熟透,调以食盐进食。

[效用] 清热解毒,明目止渴。适合湿热质常感口苦口干并伴有口腔溃疡者食用。

3. 金银花水鸭汤

[原料] 金银花9g,生地6g,水鸭1只,猪瘦肉250g,生姜2~3片。

[制作] 金银花、生地洗净,稍浸泡;水鸭宰净,去肠杂、尾部,洗净砍件;猪瘦肉洗净,不用刀切。然后将所有原料与生姜一起放进瓦煲内,加入清水3 000ml(约12碗水量),先用武火煲沸,再改为文火煲3小时,调入适量食盐和生抽即可。

[效用] 祛湿解毒。适合湿热质易发痤疮、常感口苦口干者食用。

4. 炒绿豆芽

[原料] 绿豆芽250g,菜油、生姜、葱、食盐、味精各适量。

[制作] 绿豆芽挑去杂质,洗净;菜油放入热锅内,加热,然后下入绿豆芽,再放食盐、酱油,翻炒去生,加味精即成。

[效用] 解热毒,利三焦。适合湿热质易发热毒疮疡、小便赤热不利者食用。

笔记

5. 凉拌马齿苋

[原料] 鲜马齿苋 100g,酱油、醋、盐、味精、香油适量。

[制作] 鲜马齿苋洗净用开水焯后,去涩水,将菜放入盘中,加酱油、醋、盐、味精、香油,拌匀食用。

[效用] 清利湿热。适合湿热质出现小便热痛、皮肤疮疡者食用。

6. 芹菜拌豆腐

[原料] 芹菜 150g,豆腐 1 块,食盐、味精、香油少许。

[制作] 芹菜切成小段,豆腐切成小方丁,均用开水焯一下,捞出后用凉开水冷却,净水待用。将芹菜和豆腐搅拌,加入食盐、味精、香油拌匀即成。

[效用] 平肝清热,利湿解毒。适合湿热质之高血压、高血脂患者,并伴有大便秘结者食用。

7. 百莲酿藕

[原料] 百合 15g,莲米 15g,鲜藕 500g,橘红 15g,薏苡仁 15g,芡实 15g,糯米 125g,蜜樱桃 30g,瓜片 15g,白糖 500g。

[制作] 取鲜藕粗壮部位,削去一头,内外洗净,用竹筷透通孔眼;将淘洗过的糯米由孔装入抖紧,用刀背敲拍孔口,使之封闭不漏;放锅内煮烂后,捞入清水中漂起,然后刮去外面粗皮,切成 6mm 厚的圆片待用。莲米刷净皮,捅去心,同薏苡仁、百合、芡实分别择净,冲洗后装入碗中,加清水适量,上笼蒸烂待用。将瓜片、橘红切成丁,蜜樱桃对剖。蜜樱桃随意摆成花纹图案,再相继放入瓜片、橘红丁和薏苡仁、百合、芡实、莲米等原材料,同时将藕片摆成一定图案;摆好后洒入白糖,上笼蒸至极烂,翻于圆盆内,将其余白糖收成糖汁挂上即成。

[效用] 清热润肺,安神养心。适合湿热质,尤其是常感烦躁易怒者食用。

8. 老黄瓜赤小豆煲猪肉汤

[原料] 老黄瓜 1 000g,赤小豆 80g,猪肉 500g,蜜枣 4 个,陈皮 10g,生姜 1~2 片。

[制作] 赤小豆、蜜枣、陈皮洗净,陈皮刮去瓤,并一起浸泡;老黄瓜洗净,连皮切为厚块状;猪肉洗净,不用刀切。先放陈皮于瓦煲内,加入清水 3 000ml(约 12 碗水量),武火煲沸后再加入老黄瓜、猪肉、蜜枣、生姜,煮沸后改为文火煲约 2.5 小时,调入适量食盐和生抽即可。

[效用] 清热利湿。适合湿热质常见小便短黄者食用。

9. 荠菜鸡蛋汤

[原料] 荠菜 200g,新鲜鸡蛋 1 枚,葱花、姜丝、食用油、食盐适量。

[制作] 将荠菜择洗干净、切段,鸡蛋去壳搅打均匀;净锅烧热,加入食用油爆香葱花和姜丝,加入适量清水和荠菜,武火烧开,然后淋入鸡蛋液,汤成后加入适量调味料,温热服食。

[效用] 清泄肝胆,利尿祛湿。适合湿热质见迎风流泪、头晕目眩、牙龈肿痛、尿频、尿急者服用。

四、起居调护

起居避湿热。居室宜干燥、通风良好,避免居处潮热,可在室内用除湿器或空调改善湿、热的环境。选择款式宽松,透气性好的天然棉、麻、丝质服装。注意个人卫生,预防皮肤病变。保持充足而有规律的睡眠,避免服用兴奋饮料,保持二便通畅,防止湿热积聚。

烟草为辛热秽浊之物,易于生热助湿,久受烟毒可内生浊邪。酒为熟谷之液,性热而质湿,《本草衍义补遗》言其"湿中发热近于相火",堪称湿热之最。故恣饮无度,必助阳热、生痰湿,酿成湿热。嗜烟好酒,可以积热生湿,是导致湿热质的重要成因,所以湿热质者必须限烟戒酒。

五、针灸推拿

（一）选穴

支沟、阴陵泉。

（二）简便取穴

支沟:位于前臂背侧,腕背横纹上四横指处,尺骨与桡骨之间。正坐位或仰卧位取穴。

阴陵泉:位于小腿内侧,当胫骨内侧髁下缘凹陷中,当胫骨后缘和腓肠肌之间。仰卧或正坐垂足取穴。

（三）功效

支沟为三焦经的经穴,具有清热理气、降逆通便的功效;阴陵泉为足太阴脾经之合穴,能够健脾益气、渗利水湿。《杂病穴法歌》言"心胸痞满阴陵泉""小便不通阴陵泉"。两穴合用,清热利湿,使湿热可从大小便而出。

（四）操作

采用指揉的方法,每穴按揉2~3分钟,每天操作1~2次。可拔罐、刮痧。

第七节　血瘀质调养方法

血瘀质者多血脉瘀滞不畅,调体法则为活血祛瘀,疏通经络。

一、精神调摄

遇事宜沉稳,音乐要舒畅。血瘀质的人应努力克服浮躁情绪,遇事宜沉稳,保持精神舒畅。如此才可使气血和畅,有益于改善血瘀体质。宜欣赏流畅抒情的音乐,如《春江花月夜》等。

二、形体锻炼

要坚持运动。血瘀质者经络气血运行不畅,通过运动可以使全身经络气血通畅、五脏六腑调和,应多采用一些有益于促进气血运行的运动项目,坚持经常性锻炼,持之以恒。如各种舞蹈、步行健身法、徒手健身操、易筋经、保健功、导引、按摩、太极拳、太极剑、五禽戏或八段锦等。比如八段锦在完成整套动作后将"左右开弓似射雕"和"背后七颠百病消"加做1~3遍,可达到改善体质的目的。又如步行健身法能够促进全身气血运行,振奋阳气。而保健按摩可使经络畅通,达到缓解疼痛、稳定情绪、增强人体功能、改善睡眠、增加食欲的作用,并通过整体调节,促使人体的各种器官相互协调,使阴阳得以平衡,达到健身长寿的目的。

笔记

血瘀质的人,心血管功能较弱,锻炼强度应视身体情况而定,不宜做大强度、大负荷的体育锻炼,而应该采用中小负荷、多次数的锻炼。血瘀质的人在运动时要特别注意自己的感觉,如有下列情况之一,应当停止运动,到医院进一步检查:如胸闷或绞痛,呼吸困难,特别疲劳,恶心,眩晕,头痛,踝关节、膝关节、髋关节等疼痛,两腿无力,行走困难;脉搏显著加快等。

三、饮食调养

（一）调养宜忌

宜选用具有调畅气血作用的食物,如生山楂、醋、玫瑰花、桃仁(花)、黑豆、油菜等。少食收涩、寒凉、冰冻之物,如乌梅、柿子、石榴、苦瓜、花生米,以及高脂肪、高胆固醇、油腻食物,如蛋黄、虾、猪头肉、奶酪等。要正确对待饮酒问题,酒虽然有活血作用,但伤肝,因此不宜饮用烈性酒;少量饮用葡萄酒、糯米甜酒,既可活血化瘀,又对肝构不成严重危害,有益于促进血液循行。

（二）食物分类

谷物及豆类食物:黑豆、燕麦、小米。

果蔬类食物:生山楂、柠檬、金橘、番木瓜、桃仁、油菜、丝瓜、黑木耳。

其他食物:玫瑰花、月季花、合欢花、醋、桂皮、砂仁、小茴香、八角茴香等。

【食物举例】

1. 生山楂　性微温,味酸甘,入脾、胃、肝经,具有消食化积、行气散瘀的功效,能够改善血瘀质血液凝滞的状态。此外,生山楂还可化积消食,增强食欲。

2. 油菜　性凉,味甘,入肝、脾、肺经,具有活血化瘀、清热解毒、祛风泻火的功效。油菜为低脂肪蔬菜,含有膳食纤维,可减少脂类的吸收,故常吃油菜能降低血清胆固醇,减少动脉硬化形成。此外,油菜还能促进皮肤细胞代谢,减少色素沉着,有美容祛斑的作用。

由于油菜性偏寒,故脾胃虚寒,有消化不良和大便稀溏的人不宜食用。

3. 玫瑰花　性温,味甘,微苦,入肝、脾经,具有理气解郁、和血行血的功效。《本草正义》记载:"玫瑰花,香气最浓,清而不浊,和而不猛,柔肝醒胃,流气活血,宣通壅滞而绝无辛温刚燥之弊,推断气分药之中,最有捷效而最为驯良者,芳香诸品,殆无其匹。"常食有助于改善血瘀质者面部色斑、皮肤暗滞等。

4. 桃仁　性平,味苦、甘,入心、肝、大肠经,有小毒,具有活血祛瘀、润肠通便的功效。《本经逢原》记载:"桃仁,为血瘀血闭之专药。苦以泄滞血,甘以生新血。毕竟破血之功居多,观《本经》主治可知。仲景桃核承气、抵当汤,皆取破血之用。"桃仁行而不燥,活血散瘀之力较强,有推陈出新之功。现代研究表明,桃仁有抗血凝、降低血液黏稠度的作用,常配伍其他活血药用于血瘀体质尤其便秘者的调理。

5. 黑豆　味甘性平,入脾、肾经,具有活血祛瘀、健脾益肾等功效。《名医别录》谓其功可"下瘀血"。现代研究表明,黑豆可增加心脑血流量、降血压、降血脂、抗动脉粥样硬化、减肥、抗脂肪肝、抑制过氧化脂质等,适合血瘀体质者食用。因黑豆作用和缓,宜常食之。久服能延年抗衰老。

黑豆对健康虽有如此多的功效,但不宜生吃,尤其是肠胃不好的人食后会出现胀气现象。

6. 黑木耳　性平,味甘,入胃、大肠经,具有和血活血、益气强志的功效。《神农本草经》记载其有"益气不饥,轻身强志"之功。现代研究显示,黑木耳能减少血液凝块,预防血栓的发生,适合血瘀质者长期食用。

（三）药膳举例

1. 延寿黑宝粥

[原料]　黑豆 50g,黑米 50g,黑木耳 10g,黑芝麻 10g,糯米 20g,大枣 5 枚。

[制作]　先将木耳泡发,然后将木耳剁碎备用;将黑豆、黑米、糯米、大枣洗净浸泡 3 小时后,放入锅内,倒入 1 000ml 水,文火煮 1 小时;最后将木耳、黑芝麻倒入锅内,再煮 15 分钟即可食用。

[效用]　活血化瘀,益肾健骨,健脾养胃。适合血瘀质兼见面部黄褐斑、须发早白者食用。

2. 通脉花果茶

[原料]　山楂 15g,玫瑰花 10g,月季花 10g,红花 5g。

[制作]　将山楂、玫瑰花、月季花和红花用水冲净,放入保温杯中,倒入滚开的热水,盖上盖子拧紧。然后将保温杯上下颠倒几次,使水充分地浸泡药材。静置 20 分钟后可以饮用。此药茶可以反复冲泡至味淡。

[效用]　活血化瘀,理气消食。适合血瘀质兼见面部黄褐斑、情志不遂者饮用。

3. 山楂桃仁露

[原料]　鲜山楂 1 000g,桃仁 100g,蜂蜜 250g。

[制作]　山楂用菜刀切开,与桃仁一起倒入砂锅中,用冷水先浸泡 1 小时,水量以浸没为度。用中火煮沸后,改用小火慢煎 0.5~1 小时,剩下浓汁一大碗时,滤出头汁,再加冷水两大碗,煎二汁,至药汁剩下一大碗时,滤出,弃渣。将头汁、二汁一起倒入瓷盒中再入蜂蜜,瓷盒加盖,隔水蒸 1 小时后,离火,冷却,装瓶,盖紧。每日 2 次,每次 1 匙,饭后开水冲服。

[效用]　活血化滞,健胃消食。适合血瘀质有胸痹心痛倾向者日常食用。

4. 黑豆川芎粥

[原料]　川芎 10g,黑豆 25g,粳米 50g。

[制作]　川芎用纱布包裹,和黑豆、粳米一起水煎煮熟,加适量红糖,分次温服。

[效用]　活血祛瘀,行气止痛。适合血瘀质见身体疼痛者食用。

5. 三七牛肉汤

[原料]　三七粉 1.5g,山药 10g,牛肉 100g。

[制作]　将牛肉洗净,切成小块,入锅,加入山药片、三七粉和适量黄酒、盐、胡椒、姜、葱、酱油调味,煮汤。食牛肉、山药,饮汤。

[效用]　活血化瘀,散寒止痛。适合血瘀质者食用。尤其适合胸痹、心痛者日常食用。

四、起居调护

起居要避寒,劳逸相结合。居室宜温暖舒适,不宜在阴暗、寒冷的环境中长期工作和生活。因为血得温则行,得寒则凝,血瘀质者要避免寒冷刺激。衣着宜宽松,注意保暖,保持大便通畅。日常生活规律,注意动静结合,不宜贪图安逸,避免长时间打麻将、久坐、看电视等。宜在阳光充足的时候进行户外活动。

五、针灸推拿

（一）选穴

期门、血海、膈俞。

（二）简便取穴

期门：位于胸部，当乳头直下（乳头为第 4 肋间隙），第 6 肋间隙凹陷处。

血海：在正坐位时，将腿绷直，在膝盖上方的大腿内侧有一块隆起的肌肉，肌肉的顶端处，正坐位或仰卧位取穴。取穴时，患者屈膝，医者以左手掌心按于患者右膝髌骨上缘 2~5 指，向上伸长，拇指约呈 45°斜置，拇指尖下即是穴位。

膈俞：位于第 7 胸椎棘突下，旁开 1.5 寸。取穴时，先找到两侧肩胛下角，平对第 7 胸椎棘突，棘突下旁开 1.5 寸处是穴。

（三）功效

期门为肝的募穴，具有疏肝理气活血的作用。血海为脾经腧穴，具有补血活血功效。膈俞为八会穴中的"血会"，有活血通络的作用。

（四）操作

采用指揉的方法，每个穴位按揉 2~3 分钟，每天操作 1~2 次。也可采用艾灸疗法，每次 15~30 分钟，每日 1 次。

第八节　气郁质调养方法

气郁质多气机郁滞，调体法则为疏肝行气、开郁散结。

一、精神调摄

心态要开朗，音乐要欢快。气郁质者性格不稳定，情绪常处于忧郁状态，根据"喜胜忧"的原则，应鼓励气郁质者主动寻求快乐，多参加社会活动、集体文娱活动；常看喜剧、滑稽剧、听相声，以及富有鼓励、激励意义的影视剧，勿看悲剧、苦剧；宜欣赏节奏欢快、旋律优美、能振奋精神的乐曲，如《金蛇狂舞》等；多读积极的、鼓励的、富有乐趣的、展现美好生活前景的书籍，以培养开朗、豁达的心态；在名利上不计较得失，知足常乐；以宽容的心态对待周围的人和事。

二、形体锻炼

群体运动调气机。运动可以促进气血的流通和运行，气郁质者宜每天坚持有适量的体育锻炼。如和同龄人一起跳广场舞、打门球、散步；或晨起打太极拳、练八段锦、练易筋经等；如果喜欢唱歌，也可以在公园和同龄人一起合唱或独唱。也可参与下棋、打牌等娱乐活动，分散注意力。这些活动能够舒展气机，调畅情志，对气郁质有非常积极的调理作用。切忌独自在家，不与他人交往。

锻炼时最好选择环境优美、空气清新、阳光明媚的公园或家里的小院，适宜的环境能够放松心情，达到最佳锻炼效果。

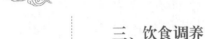

三、饮食调养

（一）调养宜忌

宜选用具有理气解郁作用的食物。少食收敛酸涩的食物,如石榴、乌梅、青梅、杨梅、草莓、杨桃、酸枣、李子、柠檬、南瓜、泡菜等。

（二）食物分类

谷物及豆类食物:小麦、大麦、刀豆等。

果蔬类食物:金橘、柑橘、柚子;黄花菜、薄荷、佛手、萝卜、香菜、洋葱、芹菜、海带等。

其他食物:开心果、胡椒、橘皮、紫苏等。

【食物举例】

1. 小麦　性凉,味甘,入心、脾、肾经,具有养心除烦等功效,用于缓解气郁质者的精神压力、紧张等较适宜。

2. 大麦　性凉,味甘、咸,入脾、胃、膀胱经,具有益气调中等功效。《长沙药解》说:"大麦粥利水泄湿,生津滑燥,化谷消胀,下气宽肠,消中有补者也。"适合气郁质兼见血脂偏高者食用。

阳虚质者不宜食用。脾胃虚寒者应尽量少食,且生食性凉则损人。

3. 黄花菜　黄花菜又叫金针菜、萱草、忘忧草,性凉,味甘,入心、肝、小肠经,具有清热除烦、疏肝理气的功效。《养生论》云:"合欢蠲忿,萱草忘忧。"适合气郁质易患失眠、抑郁者食用。

新鲜黄花菜的花粉中含有一种化学成分秋水仙碱。秋水仙碱本身无毒,但在体内会氧化成毒性很大的类秋水仙碱,所以禁食新鲜的黄花菜。建议食用晒干的黄花菜,食用前用水泡开,倒掉浸泡所用之水,留用做汤或炒菜。

4. 柑橘　性凉,味甘、酸,入肺、肝、胃经,具有理气、止咳、化痰等功效。适合气郁质见胸胁胀痛、咳嗽痰多者食用。

5. 佛手　性温,味辛、苦、酸,入肝、脾、胃、肺经,具有疏肝解郁、理气止痛、燥湿化痰的功效。适合气郁质易患胁胀或脘腹胀痛、咳嗽有痰者食用。

6. 薄荷　性凉,味辛,入肺、肝经,具有疏肝解郁、宽中理气的功效。薄荷配合其他理气药,可用于气郁质尤其易感咽中不适者的调理。

7. 紫苏　性温,味辛,入肺、脾经,不仅具有化痰止咳、解表散寒、行气宽中的功效,而且因其具有芳香之气,能够理气解郁,开胃醒脾。适合气郁质兼有咳嗽、气喘、胸腹胀满者食用。

（三）药膳举例

1. 楂麦佛手茶

[原料] 佛手片15g,山楂15g,大麦15g。

[制作] 将佛手、山楂、大麦浸泡15分钟,开水煮沸5分钟后即可饮用。

[效用] 疏肝理气,化痰消食。适合气郁质者日常食用。兼有食欲不振、腹胀、咽部有痰者,更为适合。

2. 黄花菜羊肝汤

[原料] 黄花菜20g,羊肝30g,生姜少许,适量油盐。

［制作］将晒干的黄花菜用水泡开去掉根部硬头备用,将羊肝切成薄片备用。然后将铁锅烧热,放少许植物油,油热后放少许姜丝、葱花和蒜片,煸炒几下再放入黄花菜和羊肝一起爆炒几下,再放入适量清水大火烧开即可关火食用。食用时还可以放香菜段以调味、去膻味。

［效用］解郁养肝。适合气郁质有郁病倾向者食用。

3. 苏叶百合粥

［原料］苏叶 10g,百合 20g,小米 50g。

［制作］将苏叶泡 15 分钟,然后煮 10 分钟,去掉苏叶,放入百合与小米共煮,待小米熟即可关火食用。

［效用］解郁养心安神。适合气郁质易患不寐者食用。

4. 薄荷粥

［原料］鲜薄荷 30g 或干品 15g,粳米 150g。

［制作］薄荷加入清水 1L,用中火煎成约 0.5L,冷却后捞出薄荷留汁。用粳米煮粥,待粥将成时,加入薄荷汤及少许冰糖,煮沸即可。

［效用］疏肝解郁,理气和中,增进食欲。适合气郁质见情绪低落、咽中不适、食欲不振者食用。

5. 玫瑰花茶

［原料］玫瑰花瓣 6~10g。

［制作］将玫瑰花瓣放入杯或茶盅内,用温水冲泡 1~2 分钟,将水倒掉,然后将适量沸水冲入玫瑰花内,加盖焖片刻即可。每日 1 剂,代茶频饮。可续水复泡。

［效用］疏肝理气。适合气郁质者日常饮用。尤其适用于肝气郁结之胁肋胀痛、痛经、月经不调者。

四、起居调护

居处要温馨。气血在温暖的环境就会运行通畅,在阴冷晦暗的环境就会运行不畅。气郁质者气血郁滞不畅,因此居室应选择向阳的朝向。向阳的居室温暖明亮,这样的居住环境有利于气郁质的调养。花草可以移情易性,房间内或阳台上可以摆放一些带有香气的玫瑰花、月季花、茉莉花、夜来香、栀子花、君子兰等。在养花赏花的过程中,可以放松心情,调畅气血。

气郁质者容易失眠多梦,为了提高睡眠质量,睡觉前可以用温开水泡脚,以促进气血运行,缓解疲劳、放松神经,有利于快速入睡、睡得深沉;另外还要养成睡子午觉的习惯,午饭后可以散步半小时,然后睡个午觉,时间以 30~40 分钟为宜,不宜过长以免影响晚上的睡眠。晚上要在 10 点半之前睡觉,避免熬夜,睡前不宜喝茶、咖啡和可可等饮料,也不宜聊天、看惊险刺激的节目,避免大脑过度兴奋。

气郁质的人宜穿色彩鲜艳的衣服,如红色、粉色、黄色、橘色、天蓝色等暖色调的衣服。暖色系的衣服能使人心情愉快,同时衣着宜柔软、透气、舒适。

五、针灸推拿

（一）选穴

太冲、合谷,期门。

（二）简便取穴

太冲：位于足背侧，第1、2跖骨结合部之前凹陷中。以手指沿踇趾、次趾夹缝向上移压，压至能感觉到动脉搏动处，即是本穴。

合谷：位于手背部位，第2掌骨中点桡侧。以一手拇指的指间关节横纹，放在另一手拇、示指之间的指蹼缘上，当拇指尖下是穴。可采用正坐或仰卧位取穴。

期门：位于胸部，当乳头直下（乳头为第4肋间隙），第6肋间隙凹陷处。

（三）功效

太冲是肝经原穴，具有疏肝理气、缓解气郁的功效。合谷为大肠经原穴，具有行气通络、镇静止痛的功效。两穴配合，称做"四关穴"，具有调理全身气机的作用。期门为肝的募穴，具有疏理肝气的作用。

（四）操作

采用指揉的方法，每穴按揉2~3分钟，每天操作1~2次。可刮痧、艾灸。

第九节　特禀质调养方法

特禀质多是由于先天性或遗传因素所形成的一种特殊体质类型。对于先天性、遗传性疾病或生理缺陷，一般无特殊调治方法；或从亲代调治，防止疾病遗传。过敏质是特禀质的一种特殊类型，调理之法总以纠正过敏体质为要。以下重点介绍过敏体质的调养方法。

一、精神调摄

情绪勿紧张。过敏体质的人因对过敏原敏感，容易产生紧张、焦虑或烦躁等情绪，因此在尽量避免过敏原的同时，还应避免紧张情绪。可以选择一些优美的轻音乐缓解情绪，转移注意力。

二、形体锻炼

运动宜适当。由于过敏体质的形成与先天禀赋有关，所以可练"六字诀"中的"吹"字功，以培补肾精肾气。宜进行慢跑、散步等户外活动，也可选择下棋、瑜伽等室内活动。不宜选择大运动量的活动，避免春天或季节交替时长时间在野外锻炼。运动时注意避风寒，如出现哮喘、憋闷现象应及时停止运动。

对粉尘敏感的人在晨练时要注意，春季温暖而潮湿，各种病菌处于活跃的繁殖期，很容易弥漫在空气中，悬浮在粉尘颗粒里。而清晨太阳尚未升起时，空气中氧气的含量比较低，粉尘容易弥散漂浮；当太阳升起一段时间后，植物开始进行光合作用放出氧气，这个时候才适合开始锻炼。

三、饮食调养

（一）调养宜忌

过敏质的调养原则是均衡饮食、粗细粮搭配适当、合理配伍荤素。过敏质者宜多食能抗过敏的食物，尽量少食辛辣、腥发食物，不应食用含致敏物质的食品，如蚕豆、白扁豆、牛羊肉、鹅肉、鲤鱼、虾、蟹、茄子、辣椒、菠萝、浓茶、咖啡等。还要少食油腻、甜食,严禁冰冷食物。

（二）食物分类

果蔬类食物:乌梅、金橘、马齿苋、洋葱等。

其他食物:灵芝、生黄芪、白芷、金银花等。

【食物举例】

1. 乌梅　性平,味酸,归肝、脾、肺、大肠经。《神农本草经》言其"主下气,除热烦满,安心,肢体痛,偏枯不仁,死肌,去青黑痣,恶肉"。《本草纲目》云其"敛肺涩肠,治久嗽,泻痢,反胃噎膈,蛔厥吐利"。传统观点认为乌梅具有敛肺止咳、涩肠止泻、安蛔止痛、生津止渴之效。现代研究证实乌梅对多种致病菌及真菌有抑制作用,且能够增强机体的免疫功能,具有抗过敏作用,尤其适合过敏质人群食用。

2. 金橘　性温,味辛、甘、酸,归肺、脾、胃经。《本草纲目》载其"下气快膈,止渴解醒"。《随息居饮食谱》有言:"醒脾,辟秽,化痰,消食。"传统观点认为金橘具有理气、解郁、化痰、止渴、消食、醒酒之功。现代研究认为金橘中富含维生素C,对于荨麻疹患者十分有益;还可增加毛细血管的弹性,降低血中胆固醇,对心脑血管疾病患者也非常适宜。

3. 马齿苋　别名地马菜、长命菜。性寒,味酸,归大肠、肝经。具有清热解毒、凉血止痢、宽中下气、除湿通淋的功效,最善解痈肿热毒,亦可作敷料,对改善面部疮疖、脓疱粉刺等较有帮助。现代研究表明,马齿苋鲜草对多种致病性真菌有抑制作用。以马齿苋为主的药膳适合特禀质中过敏体质易发荨麻疹、湿疹等皮肤过敏疾病者食用。

4. 灵芝　性平,味甘,归心、肝、脾、胃、肺、肾经。《神农本草经》载:"赤芝……久食,轻身不老,延年成仙。"传统观点认为灵芝具有滋补强壮、安神定志等功效。近年来临床实验表明,灵芝除了能抑制IgE抗体的产生、防止颗粒脱落、抑制支气管黏液外,对于Ⅰ～Ⅳ型过敏都有效。

5. 生黄芪　性微温,味甘,归脾、肺经。《本草备要》谓其"生用固表,无汗能发,有汗能止,温分肉,实腠理,泻阴火,解肌热;炙用补中,益元气,温三焦,壮脾胃"。生黄芪所具有的补气益卫固表等功效,对于过敏体质者大有裨益,可经常食用。现代研究表明,黄芪可增强机体免疫功能,促进机体代谢。

6. 白芷　性温,味辛,归肺、脾、胃经。白芷既能解表散寒、祛风胜湿,又可宣通鼻窍、润泽颜色。现代研究证实,以白芷为主的药膳可用于过敏体质易发过敏性鼻炎及鼻窦炎者;外用能改善局部血液循环,降低皮肤对光线的敏感性,使皮肤白嫩,并对多种细菌和皮肤致病真菌有抑制作用,可防治银屑病、黄褐斑、白癜风等皮肤病。本品辛香温燥,阴虚血热者忌服。

7. 金银花　性寒,味甘,归肺、心、胃经。金银花自古被誉为清热解毒的良药,甘寒清热而不伤胃,芳香透达又可祛邪。本品既能外散风热,又善内清伏热,适用于过敏体质伏热内蕴者。

（三）药膳举例

1. 灵芝黄芪炖猪瘦肉

[原料]　野生灵芝(无柄赤芝为佳)15g,黄芪15g,猪瘦肉100g,食盐、葱、生姜、料

酒、味精各适量。

[制作] 灵芝、黄芪洗净,切片备用。猪瘦肉洗净,切成 2cm 见方的块,放入铝锅内,加灵芝、黄芪、调料、水适量。铝锅置武火上烧沸后,改用文火炖熬至猪瘦肉熟烂即成。

[效用] 补脾益肺。适合过敏体质者日常调体使用,尤其常有鼻鼽问题者。

2. 夷花煲鸡蛋

[原料] 辛夷花 12g,鸡蛋 2 个。

[制作] 辛夷花用清水稍浸泡,洗净。然后与鸡蛋一起放进瓦煲内,加入清水 750ml,武火煲沸后改为文火煎约 1 小时,然后捞起鸡蛋,放进清水片刻,取出,去蛋壳后再放进瓦煲内煲片刻即成。

[效用] 祛风,通窍,止痛。适合特禀质者食用。尤其适合过敏体质易患鼻鼽者食用,且鼻塞较重者更宜。

3. 葱白红枣鸡肉粥

[原料] 粳米 100g,红枣 10 枚,连骨鸡肉 100g,葱白、香菜各少许。

[制作] 粳米、红枣(去核)、连骨鸡肉分别洗净;姜切片;香菜、葱切末。锅内加水适量,放入鸡肉、姜片大火煮开。然后放入粳米、红枣熬 45 分钟左右。最后加入葱白、香菜,调味服用。

[效用] 养血祛风宣窍。适合特禀质易发鼻鼽者食用,且对冷空气过敏者更宜。

4. 固表粥

[原料] 乌梅 15g,黄芪 20g,当归 12g,粳米 100g。

[制作] 乌梅、黄芪、当归放砂锅中加水煎开,再用小火慢煎成浓汁。取出药渣后再加水煮粳米成粥,加冰糖趁热食用。

[效用] 养血消风,扶正固表。适用于特禀质易发皮肤过敏者,如瘾疹等。

四、起居调护

起居避过敏。过敏体质者在陌生环境中要注意减少户外活动,避免接触各种致敏的动植物,以减少发病机会。

在季节更替之时要及时增减衣被,增强机体对环境的适应能力。在春季花开季节,尽量避免过多的室外活动,因花开时节,空气中花粉漂浮量骤然增加而易出现花粉过敏。对花粉过敏者,可以提前 1 个月进行保健治疗,防患于未然,也要尽量避免去花卉集中的地方,尽量不要在室内养鲜花。

起居要有规律,保持充足的睡眠时间。居室宜通风良好。生活环境中接触的物品如枕头、棉被、床垫、地毯、窗帘、衣橱易附有尘螨,可引起过敏,应经常清洗、日晒。外出也要避免处在花粉及粉刷油漆的空气中,以免刺激而诱发过敏病症。

五、针灸推拿

(1)选穴
神阙、曲池、足三里。
(2)简便取穴

神阙:在腹部脐区,肚脐中央。

曲池:正坐,轻抬右臂,屈肘将手肘内弯,用另一手拇指下压此处凹陷处。

足三里:取穴时,可采用坐位,在小腿前外侧,当犊鼻下3寸,距胫骨前缘一横指(中指),即是此穴。

（3）功效

神阙具有培元固本、补益脾胃,提高机体免疫力的作用。曲池为大肠经穴,肺主表,大肠与肺相表里,既能祛风清热,又能凉血解毒,是治疗皮肤疾患的要穴。足三里为胃经合穴,配神阙可培补先天和后天之气,扶正祛邪,适用于先天遗传因素和后天环境因素密切相关的过敏体质。

（4）操作

神阙、足三里可采用温和灸的方法,点燃艾条或借助温灸盒,对穴位进行温灸,每次10分钟,每周进行1~2次。足三里、曲池可采用点按式推拿手法,每次10分钟,每周进行1~2次。

（吴承艳　李玲孺　宋素花　王树东）

学习小结

中医学因人制宜的思想,落实到养生就是"因体施保""因人施养"。"世界上没有两片完全相同的树叶",也"没有完全相同的两个人",因此养生也应根据不同的体质状态,实施个性化保健。

体质的稳定性是相对的,由于每一个体在生长壮老的生命过程中,受环境、精神、营养、锻炼、疾病等内外环境中诸多因素的影响,而使体质发生变化,从而使得体质既具有相对稳定性,同时具有动态可变性。这种特征是体质可调的理论基础。通过精神调摄、形体锻炼、饮食调理、起居调护、针灸推拿等全方位的调理,可调整体质偏颇状态,达到因人养生的目的。

平和质之人,重在维护健康。平素以保养为主,可适当使用扶正之品,不宜过于强调进补,少用药物为宜。若患疾病时,以辨病、辨证论治为主,重在及时治病,防止因疾病导致体质偏颇。

气虚质者多元气虚弱,调体法则为培补元气,补气健脾。

阳虚质者多元阳不足,调体法则为补肾温阳、益火之源。由于督脉能总督一身之阳气,为"阳脉之海",故阳虚质者应注意督脉的气血通畅与调护。

阴虚质者多真阴不足,调体法则为滋补肾阴、壮水制火。由于任脉为"阴脉之海",对阴经气血有调节蓄溢作用,故阴虚质者应注意任脉的畅通与调护。

痰湿质者多水液内停而痰湿凝聚,调体法则为化痰祛湿为主,兼健脾助运。

湿热质者多湿热蕴结不解,调体法则为分消湿浊、清泻伏火。

血瘀质者多血脉瘀滞不畅,调体法则为活血祛瘀、疏通经络。

气郁质者多气机郁滞,调体法则为疏肝行气、开郁散结。

特禀质多是由于先天性或遗传因素所形成的一种特殊体质类型。对于先天性、遗传性疾病或生理缺陷,一般无特殊调治方法;或从亲代调治,防止疾病遗传。过敏体质是特禀质的一种特殊类型,调理之法总以纠正过敏体质为要。

复习思考题

1. 从中医体质养生学角度如何理解四季养生仅适用于平和体质人群?

2. 阳虚质与阴虚质、痰湿质与湿热质、血瘀质与气郁质、气虚质与气郁质的调养方法有何不同?

3. 如何掌握过敏体质的调养方法?

第七章

体质养生与生命周期质量提升

学习目的

熟悉胎儿期、小儿期、青年期、中年期、老年期的体质特征,掌握不同生命周期的养生要点,树立体质养生与生命周期相结合的理念。

学习要点

胎儿期、小儿期、青年期、中年期、老年期的体质特征;不同生命周期的养生要点。

"体质是按时相展开的生命过程"。在人的一生中,生、长、壮、老、已是不可抗拒的自然规律。不同的阶段有不同的特点,因而呈现出年龄上的体质特点。比如小儿脏腑娇嫩、抵抗力较差,老年人脏腑功能衰弱、气血运行不畅,都是需要密切加以关注的。另外,各个年龄阶段密切关联。胎儿禀赋厚薄直接影响小儿时期体质;青年时期的发育优劣直接影响中年期的体质,而中年期的转变顺逆则关系到老年期的体质。人的体质随着年龄的增长而发育、成熟、衰老,既是一种由遗传所规定的生命过程,又与在环境因素作用下自我调节的机制有关,在二者的同时作用下,前半生由不成熟走向成熟,后半生由成熟走向衰老。不同的生命时期,养生原则也不同。

第一节 胎 儿 期

《素问·奇病论》载:"此得之在母腹中时,其母有所大惊,气上而不下,精气并居,故令子发为颠疾也。"朱震亨提出:"儿之在胎,与母同体,得热则俱热,得寒则俱寒。"这都说明了遗传与胎传的重要性。现代研究亦发现,肥胖痰湿体质孕妇的神经管缺损婴儿及巨大儿娩出率较高,且该体质具有一定的免疫遗传学基础。因此,明确体质状态,尽可能将遗传及在母体内生长发育过程中受到的各种影响降至最低,把养生提到生命前期,可提高出生人口质量和国民整体健康素质。

一、养胎

首先孕母要"食甘美""调五味",以保证孕母及胎儿充分的营养。《素问·脏气法时论》云:"五谷为养,五果为助,五畜为益,五菜为充,气味合而服之,以补精益气。"北宋徐之才说:"妊娠一月,饮食宜精熟酸美,宜食大麦,无食腥辛。"在此期间五大类食物(即能量类、结构类、调节类、运送递质类、排废解毒类食物)和七大营养素(蛋白质、脂肪、碳水化合物、水、维生素、纤维素和矿物质)应合理搭配,科学安排孕母多样化的食物,注意饮食宜忌。不仅可提高营养的利用率,亦能杜绝偏食、挑食带来的不良后果,这就是养胎。如在阳虚体质形成因素的分析研究中,体质研究课题组发现:①孕母饮食不当可致子代阳虚。明代万全《万氏妇人科·胎前章》认为妇人孕产期饮食尤为重要:"多食酸则伤肝,多食苦则伤心,多食甘则伤脾,多食辛则伤肺,多食咸则伤肾,随其食物伤其脏气、血气、筋骨,失其所养,子病自此生矣。"《诸病源候论·小儿杂病诸候·难乳候》曰:"儿在胎之时,母取冷过度,冷气入胞,令儿著冷,至儿生出,则喜腹痛,不肯饮乳,此则胎寒,亦名难乳也。"说明不同性味的饮食,伤脏不同,对胎儿的影响也不一样。因此,根据妇人不同体质,判断脏腑阴阳气血偏盛偏衰的特点,选用不同性味的饮食,可有助于纠正新生儿脏腑阴阳气血偏盛偏衰的状态。②孕母用药过于寒凉致子代阳虚。张介宾认为阳虚体质可禀受于父母,且与母体关系尤为密切,孕母的体质及孕期药食、起居、精神状态等皆可影响胎儿。若孕妇素体阳虚,再用苦寒之药,多致胎儿阳气亏虚,出生后易患脾胃病。据此指出:"盖凡今之胎妇,气实者少,气虚者多。气虚则阳虚,而再用黄芩,有即受其损而病者;有用时虽或未觉,而阴损胎元,暗残母气,以致产妇羸困,或儿多脾病者,多由乎此。"(《景岳全书·妇人规》)可见,子代的阳虚体质可成因于孕母的胎养不当。

二、护胎

孕母要注意起居规律、劳逸结合,"顺时气而善天和",使身体处于最佳状态,减少疾病,防范一切可损伤胎儿的因素。如孕母应该注意防止病邪侵入,避其毒气;注意饮食、居室、衣物卫生;保持优良生活环境,防止环境、水源、空气污染;避免剧烈活动及跌仆损伤等,尤其是在妊娠早期和围产期,这就是护胎。如朱震亨认为,小儿之体质禀受于先天,与乳母关系最为密切。"乳母禀受之厚薄,情性之缓急,骨相之坚脆,德行之善恶,儿能速肖",且"儿之在胎,与母同体,得热则俱热,得寒则俱寒,病则俱病,安则俱安"(《格致余论》)。这说明朱震亨已经认识到母子体质的胎传关系。他在诊治疾病时,也十分重视疾病的胎传因素,又说"予之次女,形瘦性急,体本有热",嘱其女以"四物汤加减服之",以滋阴降火,但其女未能遵嘱尽药,终致遗热于胎,至其子二岁时"疮疡遍身"(《格致余论》)。

三、胎教

孕母还要注意自己精神、情操、道德的修养,保持良好的精神、心情状态,以"外象内应"的方式给胎儿的生长提供一个优越的内外环境,保证胎儿的正常发育。《素问·奇病论》说:"人生而有病颠疾者,病名曰何? 安所得之? 岐伯曰:病名为胎病,此得之在母腹中时,其母有所大惊,气上而不下,精气并居,故令子发为颠疾也。"可见古代医家已经认识到孕母在妊娠时由于情志紊乱可影响到胎儿发育,形成易发"颠疾"的体质因素。这说明孕妇在妊娠期间的精神情志状态可影响胎儿的生长和对疾病的易感性,使个体体质的发育呈现出某种倾向性。

养胎、护胎、胎教对保证胎儿的正常发育具有重要意义。能够做到顺时数而谨人事,调喜怒而寡嗜欲,则胚胎造化,形气相资,具天地之性,集万物之灵,则禀质强盛。

第二节　小　儿　期

小儿期指 0~12 岁这一年龄阶段。小儿期的体质特征表现为"生机蓬勃,相对不足"。对小儿的护理,一方面要满足不断生长发育的需要,增强饮食营养;另一方面,面对尚不成熟完善的脾胃功能,要进行正确的喂养,对脾胃给予适当调护。

一、小儿期体质特点

小儿与青年人、老年人在形体特征、生理活动等方面有着显著差异。古代医家在研究小儿发病规律、疾病种类、病情演变及证候表现时,十分重视对小儿体质特点的认识,概括起来有以下几个方面。

（一）稚阴稚阳之体

小儿为"稚阴稚阳"之体。"稚"是幼小、娇嫩、不成熟的意思;"阴"一般是指五脏六腑的形体结构、四肢百骸、筋肉骨骼、精、血、津液等有形物质;"阳"一般是指脏腑组织的各种生理功能活动。小儿像初生的嫩芽,从出生到长成一直处在不断生长发育的过程之中,年龄越小,生长发育的速度就越快,生机越旺盛。如周岁内的小儿在体重、身高、头围、胸围、出牙、囟门闭合等方面,每个月都会有很大的增长或变化。清代吴鞠通提出小儿是"稚阳未充""稚阴未长"(《温病条辨·解儿难》),用"稚阳""稚阴"来表明小儿时期,无论是在属阳的各种生理活动方面,或是在属阴的形、质方面都是不成熟、不完善的,所谓"脏腑娇嫩""形气未充"。正因为小儿这种体质特点,所以对疾病的抵抗力较差,加之冷暖不能自调,外易为六淫所侵,内易为饮食所伤,且发病急,传变快,易虚易实,易寒易热。

（二）五脏有余不足

明代著名儿科医家万全曾指出,小儿五脏具有肝常有余、脾常不足、肾常亏虚、心火有余、肺脏娇嫩等特点,并强调不足有余,并非虚实,主要是指"纯阳""稚阴稚阳"之体在五脏生理特性中的相对表现。如小儿处于不断生长发育的生理时期,对饮食营养的需求量日益增多,而尚不成熟完善的脾胃形质和功能常常难以适应,故小儿娇弱的五脏六腑中,脾胃不足最为突出,应对小儿进行正确的喂养,对脾胃给予适当的调护。肺本为娇脏,外合皮毛,易被邪侵,常常引起感冒、咳嗽等病变。小儿感受外邪容易化热,热盛则神昏,或动风抽搐等,这是心、肝常有余的体现。若小儿先天不足,肾气亏虚,可出现"五迟""五软"等病证。

二、小儿期养护要点

小儿的护理,一方面要满足不断生长发育的需要,增强饮食营养;另一方面,面对尚不成熟完善的脾胃功能,要进行正确的喂养,对脾胃给予适当的调护。古人认为,"若要小儿安,须受三分饥与寒",说的就是这个道理。此外,小儿肺脏娇嫩,容易受到外邪侵袭,常常引起感冒、咳嗽等病变。还有的小儿先天不足,肾气亏虚,可出现"五迟""五软"等病证。因此,在养护上要注意肺、脾、肾三脏的调护。具体操作方法可参照国家中医药管理局颁布的《中医药健康管理服务规范》中"儿童中医保健方法和技术"。

笔记

（一）饮食调养

1. 养成良好的哺乳习惯,尽量延长夜间喂奶的间隔时间。

2. 养成良好饮食习惯,避免偏食,节制零食,按时进食,提倡"三分饥",防止乳食无度。

3. 食物宜细、软、烂、碎,而且应品种多样。

4. 严格控制冷饮,寒凉食物要适度。

（二）起居调摄

1. 保证充足的睡眠时间,逐步养成夜间睡眠、白天活动的作息习惯。

2. 养成良好的小便习惯,适时把尿;培养每日定时大便的习惯。

3. 衣着要宽松,不可紧束而妨碍气血流通,影响骨骼生长发育。

4. 春季注意保暖,正确理解"春捂";夏季纳凉要适度,避免直吹电风扇,空调温度不宜过低;秋季避免保暖过度,提倡"三分寒",正确理解"秋冻";冬季室内不宜过度密闭保暖,应适当通风,保持空气新鲜。

5. 经常到户外活动,多见风日,以增强体质。

（三）推拿方法

1. 摩腹

（1）位置:腹部。

（2）操作:操作者用手掌掌面或示指、中指、环指的指面附着于小儿腹部,以腕关节连同前臂反复做环形有节律的移动,每次 1~3 分钟。

（3）功效:具有改善脾胃功能,促进消化吸收的作用。

2. 捏脊

（1）位置:背脊正中,督脉两侧的大椎至尾骨末端处。

（2）操作:操作者双手中指、环指和小指握成空拳状,示指半屈,拇指伸直并对准示指前半段(图 7-1)。操作者从长强开始,用双手示指与拇指合作,在示指向前轻推患儿皮肤的基础上,与拇指一起将长强处的皮肤捏拿起来,然后沿督脉两侧,自下而上,左右两手交替合作,按照推、捏、捻、放、提的前后顺序,自长强向前捏拿至脊背上端的大椎,为 1 遍。如此循环,根据病情及体质可捏拿 4~6 遍。从第 2 遍开始的任何一遍中,操作者可根据不同脏腑出现的症状,采用"重提"的手法,有针对性地刺激背部的脏腑俞穴,以便加强疗效。在第 5 遍捏拿儿童脊背时,在儿童督脉两旁的脏腑俞穴处,用双手拇指与示指合作分别将脏腑俞穴处的皮肤,用较重的力量在捏拿的基础上,提拉一下。捏拿第 6 遍结束后,用双手拇指指腹在儿童腰部肾俞处,在原处揉动的动作中,用拇指适当地向下施以一定的压力,揉按结合(图 7-2)。

（3）功效:具有消食积、健脾胃、通经络的作用。

3. 穴位按揉

（1）足三里

1）位置:在小腿前外侧,当犊鼻下 3 寸,距胫骨前缘一横指处(图 7-3)。

2）操作:操作者用拇指端按揉,每次 1~3 分钟。

3）功效:具有健脾益胃、强壮体质的作用。

（2）迎香

1）位置:在鼻翼外缘中点旁,当鼻唇沟中(图 7-4)

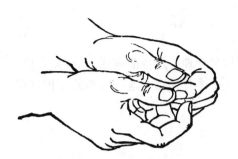

图 7-1　捏脊手法示意图

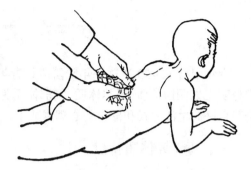

图 7-2　捏脊操作示意图

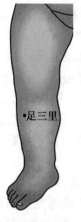

图 7-3　足三里位置示意图

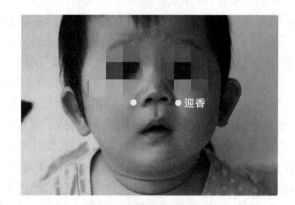

图 7-4　迎香位置示意图

2）操作:双手拇指分别按于同侧下颌部,中指分别按于同侧迎香,其余 3 指则向手心方向弯曲,然后使中指在迎香处做顺时针方向按揉,每次 1~3 分钟。

3）功效:具有宣通鼻窍的作用。

（3）四神聪

1）位置:在头顶部,百会前后左右各旁开 1 寸处,共 4 穴(图 7-5)。

2）操作:用手指逐一按揉,先按左右神聪,再按前后神聪,每次 1~3 分钟。

3）功效:具有醒神益智的作用。

4. 注意事项

（1）根据需要准备滑石粉、爽身粉或冬青膏等介质。

（2）操作者应双手保持清洁,指甲修剪圆润,防止操作时划伤小儿皮肤。

（3）天气寒冷时,要保持双手温暖,可搓热后再操作,以免凉手刺激小儿,造成紧张,影响推拿。

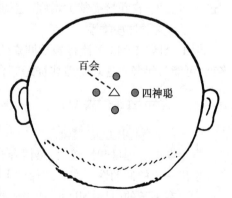

图 7-5　四神聪位置示意图

（4）手法应柔和,争取小儿配合。

（5）局部皮肤破损、骨折时不宜按揉。

笔记

第三节 青 年 期

青年期指 13~39 岁这一年龄阶段。青年期的生理心理特征表现为"气血充盛,爱憎分明",以阴虚体质、湿热体质、气郁体质为主要体质类型。这一时期的养护重点在培养良好的生活方式和健康的心理素质上。

一、青年期体质特点

(一)生理方面

青年时期气血渐盛,肾气旺盛,机体发育渐趋成熟,是人体生长发育的鼎盛时期。经过青春期的发育,身体及性功能完全成熟,尤其是身高与体重的相对稳定,标志着青春期的结束和成年的开始。正如《素问·上古天真论》所描述的:"女子……二七而天癸至,任脉通,太冲脉盛,月事以时下,故有子;三七,肾气平均,故真牙生而长极;四七,筋骨坚,发长极,身体盛壮""丈夫……二八,肾气盛,天癸至,精气溢泻,阴阳和,故能有子;三八,肾气平均,筋骨劲强,故真牙生而长极;四八,筋骨隆盛,肌肉满壮"。《灵枢·天年》也说:"二十岁,血气始盛,肌肉方长,故好趋。三十岁,五脏大定,肌肉坚固,血脉盛满,故好步。"以"好趋""好步"概括了青年时期肾气渐旺,发育渐趋成熟以至壮盛,而表现出的生机蓬勃、肌肉丰满强劲,健壮善动之生理特征。

在此阶段,随着形体发育渐趋完善,脏腑功能健全,表现出人体体魄强壮,内脏坚实,气血充足,精力充沛,体健神旺,形成了基本稳定的体质类型。此时是体质最为强健的阶段,抵抗力强,不易感邪致病,即使生病,也以实证为主,精气不衰,病轻易治,预后良好。

(二)心理方面

在心理特征及情感发展方面,青年初期的情绪体验强烈,两极性突出,欢快时兴高采烈;失意时垂头丧气。赞同的事,情感热烈而肯定;反对的事,情感冷淡而厌恶。青年初期由于性的觉醒,萌发对异性的爱恋,容易引起一些心理问题。到了青年后期,心理变化开始形成稳定的个性发展,心理发育基本成熟,表现为自我意识不断发展,性意识进一步强烈,自我接受能力增强,道德信念进一步确立,情感世界日益丰富等。

(三)主要体质类型

根据全国 21 948 例流行病学调查研究结果,在年轻人中,阴虚质、湿热质、气郁质多见,可能与年轻人喜欢吃煎炸烧烤等食物或嗜好烟酒以及熬夜、生活压力增加有关。

二、青年期养护要点

(一)培养健康的心理素质

青年期的心理可塑性较大,热情奔放、积极进取,却好高骛远,不易持久,在各方面会表现出一定的冲动性。在心理保健上,应该戒除浮躁,做到心态平和,遇事冷静,言行适度。在师长的引导协助下,加强思想意识的锻炼和修养,力求养成独立自觉、坚强稳定的个性。同时要处理好个人与集体的关系,参加必要的社交活动。

(二)培养良好的生活习惯

这一时期不应自恃体壮、精力旺盛而过劳。应该根据具体情况科学安排作息时间,做到"起居有常,不妄作劳"。既要专心致志地学习、工作,又要有适当的户外活动和正当的娱乐休息,保证充足的睡眠。如此方能保证精力充沛,提高学习、工作效率,有利于身心健康。

要养成良好的卫生习惯,注意口腔卫生。读书、写字、站立时应保持正确姿势,以促进正常发育、预防疾病的发生。应避免沾染吸烟、酗酒等恶习。平时衣着宜宽松、朴素、大方。

(三)饮食调养原则

这一时期生长发育迅速,代谢旺盛,需要全面合理地摄取营养。女性青年不应为减肥而过度节食,以致营养不良;男性青年也不可自恃体强而暴饮暴食,寒热无度。对于先天体质较弱者,更应抓紧在发育时期做好饮食调养,通过培育后天以补其先天不足。

第四节　中　年　期

中年期指40~64岁这一年龄阶段。中年阶段,人体的脏腑经脉功能由盛极而转向渐衰。因此,从这一时期开始就要注意身体的修复颐养,防患于未然。

一、中年期体质特点

《灵枢·天年》指出:"四十岁,五脏六腑十二经脉,皆大盛以平定,腠理始疏,荣华颓落,发颇斑白,平盛不摇,故好坐。"这表明中年阶段,人体的脏腑经脉功能由盛极而转向渐衰,肌表腠理开始疏松,面部光泽有所减退,头发出现斑白,行为表现特点为"好坐"等。

中年期还有一个特殊的阶段,即更年期,是指人体由中年转入老年的过渡时期。女性更年期多出现于44~55岁。在此阶段,大多女性会出现诸如潮热汗出、头晕耳鸣或头痛、心悸、心烦、心绪不宁、健忘失眠、抑郁、急躁易怒、悲伤欲哭、口燥咽干、倦怠乏力、浮肿、月经紊乱、绝经等症状。男性更年期多出现于45~60岁,一般会出现诸如情绪不稳定、或抑郁寡欢、情绪低落、烦躁易怒、健忘失眠、易惊多梦、五心烦热、体力下降、食欲减退、眩晕耳鸣、阳痿早泄、性欲淡漠等。临床可据其表现而辨体论治,将有助于其顺利渡过更年期。

二、中年期养护要点

鉴于中年时期渐趋衰弱的体质特点,张介宾提出:"人于中年左右,当大为修理一番,则再振根基,尚余强半。"(《景岳全书·传忠录》)倡导重振根基之理论,提出应自中年时期开始,为防患于未然,适时注意身体的修复颐养,不至于等到老年阶段衰老来临才开始保养,这对于保持健康、有效预防早衰、减少疾病发生具有重要意义。

(一)饮食戒陋习

中年人代谢功能下降,所以应注意控制饮食,做到定时定量进餐,不暴饮暴食,不偏食,不吃零食,不吃过多的精制食品,多吃水果及新鲜蔬菜,吃盐不要过多,戒烟,少饮酒。

（二）锻炼要适度

人到中年，容易疲劳。适度的体育锻炼可以增强体质和抗病能力，并可消耗多余能量，保持体重稳定。但是，过于激烈的运动对中年人却是有害无益，应尽可能避免。

（三）情绪须平稳

中年人生活、工作压力较大，容易引起情绪波动。因此，要淡泊名利，不要太过争强好胜，善于控制情绪，保持稳定的心态。

第五节　老　年　期

老年期指65岁及以上。中医认为，老年期体质具有偏颇体质居多、兼夹体质常见两个特点。因此，要根据体质偏颇状况进行调养。

一、老年期体质特点

根据古代中医文献及现代临床实践观察，老年期体质具有以下两个特点。

（一）偏颇体质居多

中医体质学认为，体质是按时相展开的生命过程。个体生命的不同阶段，体质会不断演变，因而呈现出年龄层次上的体质差异。研究资料显示，随着年龄增高，平和质逐步减少，气虚质、阳虚质、血瘀质逐步增加，中老年人痰湿体质多见。

老年人随着年龄增长，各系统器官功能逐渐退化，表现为皮肤老化，头发脱落、斑白，牙齿脱落，视觉和听觉能力下降，智力衰退，性功能逐渐减退。由于生理功能衰退，抵御体内外致病因素的能力下降，易患各种疾病。同时，容易产生失落空虚、寂寞孤独、焦虑多疑、愤怒自私、悲观绝望等情绪变化，最终还可能导致心理失衡。因此，老年期体质与其他年龄段相比，多为非正常体质，而且随着年龄递增，其正常体质越来越少，偏颇体质越来越多，与年龄基本呈正相关性。

（二）兼夹体质常见

老年人机体生理功能衰退，随着阴阳气血、津液代谢和情志活动的变化，老年性疾病逐渐增多。因此，老年人的偏颇体质不像其他年龄段那样单纯，较少有单纯一种体质类型者，常以一种体质为主兼夹其他体质。兼夹体质的表现形式一般为虚性体质（气虚质、阳虚质、阴虚质）之间、实性体质（痰湿质、血瘀质、气郁质、湿热质）之间以及虚性与实性体质之间的复合存在。例如气虚质常与阴虚质、阳虚质兼夹：气虚质兼夹阳虚质，是因为"气不足便是寒"；气虚质兼夹阴虚质，是气不化津所致。痰湿质易与血瘀质兼夹：中医学认为津血同源，痰湿质者气机每多不畅，则可导致津停血瘀，形成"痰多夹瘀""痰瘀互结"的复合体质类型。至于虚性与实性体质之间的兼夹亦复不少。叶桂《临证指南医案》指出："夫肌肤柔白属气虚，外似丰溢，里真大怯，盖阳虚之体，惟多痰多湿。"可见肥胖之人多为气虚质、阳虚质与痰湿质兼夹者。阴虚质之人，因阴血不足而内生虚火，虚火作为贼邪，反过来又消灼阴血，日久血脉渐枯，终成阴虚兼夹血瘀体质；阴虚质者内火偏旺，若又嗜酒或恣食煎炸烤熏之物，日久便可形成阴虚兼夹湿热体质，等等。

由此可见，充分认识老年人"多虚、多瘀、多痰、常气郁、常兼夹"的体质特点，辨明体质差异，对老年病的预防与治疗具有重要意义。

二、老年期养护要点

（一）合理饮食

《寿亲养老新书·饮食调治》指出："高年之人,真气耗竭,五脏衰弱,全仰饮食以资气血。"故当审慎调摄饮食,以求祛病延年。反之"若生冷无节,饥饱失宜,调停无度,动成疾患",则损体减寿。老年人的饮食应该营养丰富、口味清淡、易于消化,适合老年体质特点。

1. 食宜多样　年高之人,精气渐衰,应该摄食多样饮食,使谷、果、畜、菜适当搭配,做到营养丰富全面,以补益精气延缓衰老。老年人不要偏食,不要过分限制或过量食用某些食品,又应适当补充一些机体缺乏的营养物质,使老年人获得均衡营养。

2. 食宜清淡　老年人脾胃虚衰,受纳运化力薄,其饮食宜清淡,多吃鱼、瘦肉、豆类食品和新鲜蔬菜水果,不宜吃厚浊、肥腻或过咸的食品。

3. 食宜温热熟软　老年人阳气日衰,宜食用温热之品,勿食或少食生冷,以免损伤脾胃,但亦不宜温热过甚,以"热不炙唇,冷不振齿"为宜。老年人脾胃虚弱,加上牙齿松动脱落,咀嚼困难,故宜食用软食,忌食黏硬不易消化之品。明代医家李梴于《医学入门·本草分类》中提倡老人食粥,曰:"盖晨起食粥,推陈致新,利膈养胃,生津液,令人一日清爽,所补不小。"粥不仅容易消化,且益胃生津,对老年人的脾胃尤为适宜。

4. 食宜少缓　老年人宜谨记"食饮有节",不宜过饱。《寿亲养老新书·饮食调治》强调:"尊年之人,不可顿饱,但频频与食,使脾胃易化,谷气长存。"主张老年人少量多餐,既保证营养供足,又不伤肠胃。进食不可过急过快,宜细嚼慢咽,这不仅有助于饮食的消化吸收,还可避免"吞、呛、噎、咳"的发生。老年人如果脾胃功能不佳,可每日食4~5顿,每顿五至六分饱,以帮助脾胃运化。

（二）心理调节

随着社会老龄化程度的推进,心理问题已成为严重影响老年人身体健康的重要因素。因此,应做到以下"三忘":

一是忘老:老年人应该忘却由于生理年龄和体力减退所带来的心理障碍和意志消沉,而继续保持进取精神和青春活力,这就是传统养生法中强调的"意念青春"的精髓所在。

二是忘病:忘病不等于不要积极去诊病、治病,而是不要被疾病所吓倒,更不能丧失战胜疾病的意志和决心。

三是忘忧:忘记生活、工作、家庭中的各种烦心事,从其中超脱出来。

（三）谨慎起居

《寿亲养老新书·宴处起居》指出:"凡行住坐卧,宴处起居,皆须巧立制度。"老年人的生活,既不要安排得十分紧张,也不要毫无规律,而要科学合理,符合老年人的生理特点,这是老年养生之大要。

老年人的居住环境以安静清洁、空气流通、阳光充足、湿度适宜,生活方便的地方为好。宜早卧早起,以右侧屈卧为佳。注意避风防冻,但忌蒙头而睡。

老年人应慎衣着,适寒暖。要根据季节气候的变化而随时增减衣衫。要注意胸、背、腿、腰及双脚的保暖。

笔记

（四）适度运动

老年人运动锻炼应遵循因人制宜、适时适量、循序渐进、持之以恒的原则。一般来讲，老年人运动量宜小不宜大，动作宜缓慢而有节律。适合老年人的运动项目有太极拳、五禽戏、气功、武术、八段锦、慢跑、散步、游泳、乒乓球、羽毛球、老年体操等。运动次数每天宜 1~2 次，时间以早晨日出后为好，晚上可安排在饭后 1 个半小时以后。切忌在恶劣气候环境中锻炼，以免带来不良后果。同时要掌握自我监护知识，运动时要根据主观感觉、心率及体重变化来判断运动量是否合适，必要时应暂停锻炼，不可勉强。

（五）合理用药

老年人由于生理上退行性改变，机体功能减退，无论是治疗用药，还是保健用药，都不同于中青年。一般而言，老年人保健用药应遵循以下原则：宜多进补、少用泻；药宜平和，药量宜小；注重脾肾，兼顾五脏；辨体质论补，调整阴阳；掌握时令季节变化规律用药，定期观察；多以丸散膏丹，少用汤剂；药食并举，因势利导。如此方能收到补偏救弊，防病延年之效。

（李英帅）

学习小结

"体质是按时相展开的生命过程"。不同生命阶段呈现出不同的体质特点。

胎儿期禀赋厚薄直接影响成年后的体质，因此孕母应从养胎、护胎、胎教三个方面进行调养，尽可能将遗传以及在母体内生长发育过程中受到的各种影响降至最低，把养生提到生命前期。

小儿期的体质特征表现为"生机蓬勃，相对不足"。这一时期的养护原则是一方面要满足不断生长发育的需要，增强饮食营养；另一方面，面对尚不成熟完善的脾胃功能，要进行正确的喂养，对脾胃给予适当的调护，除了饮食起居的护理外，可酌情采用摩腹、捏脊、穴位按揉的方法辅助。

青年期的生理心理特征表现为"气血充盛，爱憎分明"，以阴虚质、湿热质、气郁质为主要体质类型。这一时期的养护重点在培养良好的生活方式和健康的心理素质上，并根据体质偏颇状态选取相应的养生方法。

中年期体质出现转折征兆，脏腑气血由盛极而转向渐衰。这一时期倡导重振根基之理论，注意身体的修复颐养，防患于未然。

老年期偏颇体质居多、兼夹体质常见，因此在养生上要根据体质偏颇状况进行调养。

复习思考题

1. 为什么要树立体质养生与生命周期相结合的理念？
2. 不同生命周期的体质特征是什么？
3. 如何掌握不同生命周期的养生要点？

第八章

偏颇体质易患病症的预防

学习目的

掌握八种偏颇体质易患病症的预防方法;熟悉气虚、阳虚、阴虚、痰湿、湿热、血瘀、气郁、过敏八种偏颇体质易患病症的调养范围、预防法则;了解八种偏颇体质易患病症预防的注意事项。

学习要点

八种偏颇体质易患病症的调养范围、预防法则;八种偏颇体质易患病症的药物预防与非药物预防方法。

个体体质的特殊性,往往导致机体对某种致病因子的易感性,或对某些疾病有着易罹性、倾向性。不同的偏颇体质与相应病邪之间存在同气相求现象。如痰湿体质易感湿邪,易患痰湿为患的疾病如肥胖、眩晕、胸痹等。因此,对于具有偏颇体质而未发病的人群,应积极改善偏颇体质,增强自身的抵抗力,从而实现相应疾病的预防。

第一节　气虚体质易患病症的预防

一、反复感冒

反复感冒是指在 1 年内或一段时间内感冒症状反复发生或缠绵难愈。发作常见恶寒较重、发热无汗、头身疼痛、频繁打喷嚏或流清涕、咳嗽痰白、倦怠无力;平素常见恶风汗出、神疲体倦、气短乏力、食欲不振、手足发凉。西医学中"反复上呼吸道感染"属于本病讨论范畴。目前反复感冒的确切发病机制尚未完全清楚,西医学认为与免疫功能异常和营养缺乏关系密切,常见于老人、儿童及免疫功能低下者。中医体质学认为气虚体质之人卫外不固,机体防御外邪、驱邪外出的能力下降,故易反复感冒。阳虚、阴虚体质亦容易反复感冒。

（一）调养范围

适用于气虚体质易患感冒人群的调养。

（二）预防法则

益气实卫为主,兼以祛风御邪。

（三）预防方法

在前述气虚质调养方法精神调摄、形体锻炼、饮食调养(包括药膳食疗)、起居调护、针灸推拿的基础上,结合以下预防方法。

1. 药物预防

（1）常用药物:生黄芪、山药、大枣、炒白术、茯苓等补气药为主,少佐防风、荆芥、苏叶等祛风散邪药1~2味。

（2）代表方剂:玉屏风散。出自宋代张松《究原方》(炙黄芪、白术、防风),具有益气实卫、祛风御邪的功效,适用于气虚体质易于反复感冒者。

2. 非药物预防

（1）推拿法:①选取气海、足三里为主穴,配以风池,益气补虚、强健体质,兼祛风散邪,配合运用,可达到益气不留邪、祛风不伤正的目的。②操作方法:首先患者取仰卧位,医者以掌根着力于气海、足三里,做轻柔缓和的环旋活动,每穴按揉1~2分钟,以微胀得气为度。然后患者取俯卧位或坐位,医者用一指禅推风池1~2分钟,以酸胀得气为度。

（2）灸法:①选取足三里、气海、肺俞为主穴,配以大椎,益气、补虚、实卫,兼鼓舞阳气、祛风散邪。②操作方法:患者采用侧卧位,医者以艾条温和灸法,点燃艾条,对准足三里、气海、肺俞、大椎,距皮肤2~3cm,使患者局部有温热感而无灼痛,每穴灸15~30分钟,以患者局部皮肤红晕为度。

（3）拔罐法:①选取肺俞、脾俞、肾俞为主穴,配以大椎、风门,补益肺脾,兼统营卫。②操作方法:患者取俯卧位,医者对患者局部皮肤常规消毒,选择大小适宜的火罐,用闪火法迅速将罐吸拔在穴位上,根据所拔罐的负压大小及患者的皮肤情况留罐10~15分钟,隔日1次。

（4）耳穴压丸法:①选取耳穴肺、脾、肾为主穴,配以内鼻、气管、咽喉、风溪(依据实际情况,适当选择1~2个穴位),实卫御邪、健脾益肺补肾,兼祛风散邪。②操作方法:首先患者取坐位,医者用拇、示指同时在耳廓前后相对按揉耳穴,每穴按揉1~2分钟。然后医者对患者皮肤局部消毒,贴压王不留行或磁珠,每次贴压一侧耳穴,两耳交替使用,每次每穴按压1~2分钟,每日2~3次。刺激强度依患者接受程度而定,一般用轻或中等刺激使耳廓发热、发胀或耳穴局部出现酸胀、疼痛、灼热感。

（5）穴位贴敷法:①选取神阙、肺俞、脾俞、肾俞为主穴,配以大椎,温阳益气、补肺健脾益肾,兼驱散外邪。②操作方法:将黄芪60g、白术60g、茯苓60g、党参60g、山药60g、陈皮30g、半夏15g、神曲15g、炙甘草15g,放入砂锅内加水浸泡,按中药煎煮方法,去渣取液,将药液与赋形剂调和成糊状,制成直径3cm的药饼,每年头伏、中伏、末伏的第1天或第2天及当年冬季的一九、二九、三九第1天或第2天,分别贴于穴位上,胶布固定,每次留置4~6小时,隔日1次。

（四）注意事项

1. 急则治标,缓则治本。气虚体质者感冒发作时应及时到医院就诊,注意休息、多饮水,配合医生积极治疗,以防疾病加重传变。待感冒症状消失后再用上述调养方法调体固本。

2. 气虚体质者一般不耐疼痛,明代周于蕃提出"缓摩为补",故对气虚反复感冒者,使用推拿手法时要轻巧柔和,刺激力量不要过重,多选用一指禅推法或揉法。

3. 气虚体质者不耐冷热刺激，所以对气虚反复感冒者，使用灸法时多用温和灸，而少用雀啄灸，使热力慢慢渗透，达到补益作用。

4. 气虚体质反复感冒者平素易倦怠乏力、耐受力较差，使用拔罐法时，如果吸拔力过强，留罐时间过长，患者可能会出现晕罐现象，所以选罐大小要适中，吸拔力不要过强，以免发生晕罐现象。

5. 耳穴压丸法一般都很安全，但气虚体质反复感冒者体质较弱，对外界的刺激较敏感、反应性强，所以若使用磁珠贴压时选穴不宜过多，每穴放置磁珠也不能过多，一般1粒即可，以免干扰磁场导致身体不适，从而影响疗效。

6. 气虚体质反复感冒者承受力低、耐受性差，调理身体不可贪图毕其功于一役，需要长期徐缓补之，因此穴位贴敷法也需要注意疗程的连续性，三伏贴敷结束半年后继续给予三九贴敷，能进一步提高疗效。

二、慢性疲劳综合征

慢性疲劳综合征是一组以持续性或复发性疲劳持续 6 个月或更长时间为主要特征的综合征。发作常见不能因休息或加强营养而缓解的慢性虚弱性疲劳状态、弥漫性肌肉骨骼疼痛、睡眠障碍、短期记忆力减退、头痛、咽痛、低热、淋巴结肿胀等躯体不适，且伴情绪紊乱和认知损害；平素常见动则身疲乏力、四肢倦怠、肌肉松软无力、少气懒言、精神不济、情绪低落、自汗、喜静等。西医学将本病归属于"亚健康状态"中最具典型代表性的病症。目前，本病确切的发病机制尚未完全明确，认为可能与长期精神紧张、生活作息不规律、脑力和体力过度劳累及病毒感染等因素导致人体神经、内分泌、免疫等多系统的功能调节失常有关。中医体质学认为气虚体质之人，内而脏腑功能减退，故出现语音低弱、气短懒言、精神不振；外而肢体失养，则容易身疲乏力、四肢倦怠、肌肉松软无力。阴虚、气郁体质亦易患本病。

（一）调养范围

适用于气虚体质易患慢性疲劳综合征人群和缓解期的调养。

（二）预防法则

补气调体为主，兼以养肝柔筋、疏肝解郁，健脾强肌，补肾壮骨。盖肝主筋，为"罢极之本"，性喜条达而恶抑郁；脾主肌，为气血生化之源；肾主骨，为"作强之官"。因此，在补气调体治本为主的基础上，尚需兼顾养肝柔筋、健脾强肌、补肾壮骨而有助于预防躯体疲劳，疏肝解郁而有助于预防心理疲劳。

（三）预防方法

在前述气虚体质调养方法精神调摄、形体锻炼、饮食调养（包括药膳食疗）、起居调护、针灸推拿的基础上，结合以下预防方法。

1. 药物预防

（1）常用药物：黄芪、山药、大枣、党参、炒白术、甘草等补气药调体治本为主兼健脾强肌；适当配伍当归、白芍等养肝柔筋，柴胡、山栀等解郁除烦，刺五加、杜仲等补肾壮骨，各1~2味。

（2）代表方剂：加味逍遥丸（又名丹栀逍遥丸）。出自《内科摘要》（丹皮、栀子、当归、白芍、柴胡、茯苓、白术、炙甘草），具有疏肝除烦、养血健脾的功效，适当配伍上述补气调体、补肾壮骨药，可用于气虚体质易患慢性疲劳综合征人群和缓解期的调养。

2. 非药物预防

（1）推拿法：①选取气海、关元、足三里等为主穴，培补元气、调体治本，配以三阴交、血海、合谷、太冲等养肝柔筋、疏肝解郁；脾俞、肾俞、肝俞培补肝脾肾；百会、神庭、太阳、印堂等安神定志、缓解疲劳。②操作方法：首先患者取仰卧位，医者以指按揉气海、关元、足三里、三阴交、血海、合谷、太冲，每穴 1 分钟，以酸胀得气为度；以指摩患者胁肋、全掌摩患者腹部，时间各 3 分钟左右，以患者自觉舒适且局部皮肤微微发热为度；然后患者取俯卧位，医者用掌摩法在腰背部脾俞、肾俞施术 5 分钟，以患者自觉舒适且局部皮肤微微发热为度；再以掌根直推背部督脉、膀胱经，捏脊并指按揉脾俞、肾俞、肝俞，每穴 2 分钟，以酸胀得气为度。最后患者取坐位，医者采用一指禅推法自印堂向上推至神庭、百会 3 分钟，并按揉太阳穴 1 分钟，以酸胀得气为度。

（2）灸法：①选取气海、关元、足三里为主穴，配以脾俞、肾俞、膏肓，合谷，益气培元为主，兼以健脾益肾。②操作方法：温和灸。患者取侧卧位，医者将艾条的一端点燃，对准应灸的腧穴部位，距离皮肤 3cm 左右施灸，使患者局部有温热感而无灼痛感为宜，每穴灸 15~20 分钟，每周 1~3 次，以患者感觉舒适、局部皮肤潮红为度。

（3）走罐法：①选择督脉和足太阳膀胱经背部第 1 侧线、第 2 侧线。②操作方法：患者取俯卧位，医者先在罐口和待施术部位薄涂润滑剂，以闪火法，待罐吸附后上下推拉数次后，推拉旋转移至大椎水平至腰骶关节水平背部走罐，走罐部位以患者皮肤潮红或起丹痧点为度，吸拔力的大小以推拉方便、患者疼痛合适为宜，待患者背部感到发热或皮肤颜色变化时结束治疗，走罐后用消毒棉球擦净走罐处并驻罐，5 分钟后起罐，再将局部擦拭干净并轻微按揉，每周 1 次。此法通经活络、行气活血，从而达到疏肝解郁、缓解疲劳的效果。

（4）针刺法：①选取足三里、气海、关元为主穴，益气调体为本；配以脾俞、肾俞补肾健脾；配以太冲、合谷、内关等疏肝解郁；配以百会、四神聪以安神定志。②操作方法：患者取仰卧位，穴位皮肤常规消毒，选用直径 0.25~0.30mm、长 40mm 毫针，各穴进针得气后，足三里、气海、关元、脾俞、肾俞用补法，百会、四神聪、太冲、合谷平补平泻，留针 30 分钟，每周 3 次。

（5）耳针法：①选取肝、脾、肾、神门为主穴，配以心、交感、皮质下，诸穴合用，共奏健脾胃、益肝肾、抗疲劳的功效。②操作方法：患者取坐位，医者用拇、示指同时在耳廓前后相对按揉耳穴，每穴按揉 1~2 分钟，每日 2~3 次；或每日或隔日针刺 1 次，每次留针 30~60 分钟；或贴压王不留行或磁珠，每次贴压一侧耳穴，两耳交替使用，刺激强度依患者情况而定，一般选用低或中等刺激即耳廓发热、发胀或耳穴局部出现酸胀、疼痛、灼热感，每次每穴按压 1~2 分钟，每日 2~3 次。

（四）注意事项

1. 气虚体质易患慢性疲劳综合征者常因精神压力较大、脑力体力过劳、生活起居不规律引起，故平素尤其要注意保持精神乐观，起居有常，饮食有节，不妄作劳。

2. 气虚体质易患慢性疲劳综合征者素体虚弱，对外界的刺激较敏感、反应性强，对疼痛耐受力较差，针刺手法大多使用补法或平补平泻，时间和力度注意控制，密切观察和询问患者感受，如有不适及时停止，防治出现晕针。耳针时针刺后如针孔发红、肿胀，应及时涂碘伏消毒，防止感染。

3. 对于气虚体质易患慢性疲劳综合征者，施灸过程中医者应随时询问患者出汗和冷热情况,如出汗较多,可提前结束,如有明显不适,应及时停止。长蛇灸用蒜泥或生姜应现制现用,不宜久放。

4. 气虚体质易患慢性疲劳综合征者耐受力较差,在实施推拿按摩补益时,要按照轻缓为补的总原则,手法要轻,同时可增加按摩次数和延长按摩时间的方法,以达到预期效果。

三、内脏下垂

内脏下垂是指通过一定的肌肉、韧带和筋膜等固定在腹壁上的内脏器官,如消化道器官胃、肝,泌尿系器官肾、生殖器官子宫等,在体腔内位置的下移超出正常生理现象的病理表现。内脏下垂可单独出现也可同时出现,其中胃下垂是最常见的内脏下垂,发作表现为站立时胃大弯达盆腔,胃小弯角切迹低于髂嵴连线,常伴十二指肠壶腹部位置的改变,严重者伴有肝、脾、肾、横结肠等其他内脏下垂;平素表现为腹部胀满重坠、胃脘隐痛,进食、站立、活动或劳累后加重,休息平卧后减轻,恶心嗳气,形体消瘦,食少纳呆,面色萎黄,自汗乏力,头晕气短,大便稀溏,脉沉细无力。西医学认为,本病由于膈肌悬力不足,支撑内脏器官的胃膈韧带、肝胃韧带等松弛,或腹内压降低,腹肌松弛无力所致,其症状轻重表现与患者的神经敏感性亦有联系。中医体质学认为素体气虚者,因气虚而固摄脏器的作用减弱,易感肛门重坠、子宫下垂或内脏下垂。阳虚体质亦易患本病。

（一）调养范围

气虚体质易患内脏下垂人群或缓解期的调养。

（二）预防法则

补气调体为主,兼以升阳举陷。

（三）预防方法

在前述气虚质调养方法精神调摄、形体锻炼、饮食调养(包括药膳食疗)、起居调护、针灸推拿的基础上,结合以下预防方法。

1. 药物预防

（1）常用药物:黄芪、山药、炒白术、炙甘草等补气药调体治本为主,配伍升麻、柴胡等升阳举陷。易发胃下垂者,酌加枳壳、陈皮理气行滞;易发子宫脱垂者,酌加巴戟天、杜仲、芡实、白果等(傅青主《傅青主女科》"两收汤"中的部分药物)升举带脉,枳壳、益母草以加强升举固脱之力。

（2）代表方剂:补中益气汤(丸)。补中益气汤出自《内外伤辨惑论》(黄芪、人参、炙甘草、升麻、柴胡、橘皮、当归、白术),具有补中益气、升阳举陷功效,适用于气虚体质易患内脏下垂者。

2. 非药物预防

（1）推拿法:①选取气海、关元、足三里为主穴,配以百会、脾俞、胃俞、中脘、上脘、巨阙、水分、建里,补中益气,兼升阳举陷、斡旋中焦。②操作方法:首先患者取仰卧位,医者一指禅推或揉腹部中脘、上脘、水分、建里、巨阙5分钟,然后循序往下至脐区以及少腹部,以脐周围及气海、关元为重点推揉5分钟,刺激量宜轻;揉按足三里3分钟,各穴均以酸胀为度。然后患者取俯卧位,医者一指禅推背部两侧膀胱经,往返约5分钟;按揉脾俞、胃俞,每穴1分钟,各穴均以酸胀为度。

（2）灸法：①取气海、关元、足三里为主穴，配以公孙、脾俞、胃俞、神阙、中脘、百会、涌泉（配穴每次可选2~3个），以补气升陷，兼升脾降胃、温补中焦。②操作方法：温和灸，患者取侧卧位，医者将艾条一端点燃，对准应灸的腧穴部位，距离皮肤3cm左右施灸，使患者局部有温热感而无灼痛感，每穴灸15~20分钟，每日1~2次，以患者感觉舒适、局部皮肤潮红为度。隔姜灸：患者取正坐位，医者对百会常规消毒，刀切如一元硬币大小生姜片数枚，厚约2~3mm，中心扎数小孔，姜片放于百会，将事先搓好大小适中的锥形艾炷（小于姜片）置于生姜片上，点燃艾炷，待其燃烧，以百会出现温热感为宜，若出现灼热疼痛即换新鲜生姜片继续施灸，反复施灸1小时，隔天1次。

（3）针刺法：①选取气海、关元、足三里、为主穴，配以百会、中脘、天枢、胃俞、脾俞，以补中益气，兼升阳举陷、健脾益胃、调理中焦。②操作方法：患者取仰卧位，医者在选取的穴位处严格消毒，选取合适的毫针，于各穴进针得气后，手法均用补法或平补平泻，百会最好用灸法，才可达到升阳举陷作用，留针30分钟，10分钟行针1次，每周治疗3次。温针灸：患者取侧卧位，医者采用温针灸法，于各穴进针得气后，手法均用补法或平补平泻，将艾炷在一端用粗大锐器扎孔，用酒精棉球点燃后，将艾炷有孔一端插在穴位针尾之上，被灸腧穴皮肤表面可覆盖隔热纸层，以防烫伤，留针30分钟，留针期间不行针。

（4）耳穴压丸法：①选取脾、胃为主穴，配以交感、皮质下、神门，健脾益气、调整脏腑气血。②操作方法：患者取坐位，将黏有王不留行的胶布贴压双侧耳穴，左右耳交替用，每次每穴按压1~2分钟，每日2~4次，10次为1个疗程。

（四）注意事项

1. 气虚体质内脏下垂早期患者，应尽早治疗以免久延失治、缠绵难愈。饮食应有营养，易消化，少食多餐，切忌暴饮暴食；内脏下垂较严重者，饭后不要立即活动，最好平卧休息半小时。平素多进行仰卧起坐、腹式呼吸等活动以加强腹肌锻炼。必要时需结合手术等治疗手段。

2. 对气虚体质易患内脏下垂者，不宜过重刺激，推拿手法宜轻柔，尤其对腹部揉按时更要注意。手法时间可适当增加和延长，正如《素问·调经论》所言"按摩勿释，著针勿斥，移气于不足，神气乃得复"。

3. 对气虚体质易患内脏下垂者，采用艾灸补法，不可急于求成，需徐缓图之，无须以口吹艾火，让其自然缓缓燃尽为止，以补其虚。

4. 因气虚体质易患内脏下垂者，素体虚弱，不耐疼痛刺激，故针刺法需轻刺激，行补法或平补平泻法。同时需要密切关注患者情况，如有不适及时停止，防止晕针。耳穴疗法刺激强度视患者情况而定，湿热天气耳穴压丸留置时间不宜过长。

第二节　阳虚体质易患病症的预防

一、怕冷症

怕冷症是指机体寒热调节障碍失衡、产热不足，并对外在寒冷刺激耐受功能低下，而表现的躯体常年难以忍受寒冷，且伴有畏风、自汗、精神不振、睡眠偏多等症状的病症。西医学对怕冷症没有明确的定义，且其确切的发病机制尚未完全清楚，认为其属于躯体形式障碍的一种表现,不能证实有器质性损害或明确的病理生理机制存在。故将单纯怕冷归属于本病讨论范畴。《素问·调经论》曰:"阳虚则外寒。"《素问·逆调论》中也指出:"阳气少,阴气多,故身寒如从水中出。"中医体质学认为阳虚体质之人,因阳虚而形失温煦,则见平素畏冷,手足不温;阳虚而神失温养,则精神不振等。

（一）调养范围

阳虚体质易感怕冷人群的调养。

（二）预防法则

温肾通督为主,兼温里祛寒。盖肾阳是人体阳气的根本;督脉总督六阳经,调节全身阳经经气,为"阳脉之海"。因此,温肾阳、通督脉有助于恢复全身阳气。明代医家张介宾曰:"善补阳者,必于阴中求阳,则阳得阴助而生化无穷。"故阳虚体质调理还需在温补阳气基础上做到阴中求阳。概言之,怕冷症的预防应以温肾助阳、温通督脉、阴中求阳以调理阳虚体质固本为主,兼顾温里祛寒。

（三）预防方法

在前述阳虚体质调养方法精神调摄、形体锻炼、饮食调养（包括药膳食疗）、起居调护、针灸推拿的基础上,结合以下预防方法。

1. 药物预防

（1）常用药物:以肉苁蓉、巴戟天、锁阳等温润补肾之品及鹿茸、鹿角胶、鹿角霜等温通督脉药为主,配伍熟地黄、山茱萸、山药等以阴中求阳,菟丝子平补阴阳,适当配伍附子、干姜、肉桂、桂枝等温燥祛寒药。

（2）代表方剂:右归丸。出自《景岳全书》[熟地黄、炮附片、肉桂、山药、山茱萸(酒炙)、菟丝子、鹿角胶、枸杞子、当归、盐杜仲],具有温补肾阳、温里散寒的功效,适用于肾阳亏虚、命门火衰所致怕冷者。如怕冷兼汗出明显者,可合用桂枝加附子汤;怕冷兼口干舌燥者,可合用当归四逆汤。

2. 非药物预防

（1）灸法

1）温和灸:①选取肾俞、命门、关元为主穴,配以大椎、腰阳关、涌泉,以温肾壮阳,通督散寒。②操作方法:施灸时,将艾条点燃的一端对准穴位,距皮肤 2～3cm,使患者局部有温热感而无灼痛为宜,每穴施灸 20～30 分钟,每日或隔日 1 次。

2）督脉铺灸:①取督脉正中线,长度自大椎至腰俞的脊柱部位,宽度包括夹脊和背俞。②操作方法:先将 300～600g 生姜或大蒜捣烂如泥,挤去部分汁液,将姜泥或蒜泥做成厚约 1.5cm、宽约 4cm,长度能覆盖督脉大椎至腰俞的长方形隔灸饼。再取适量艾绒做成高约 4cm,横截面为三角形的长条艾炷,使艾炷底端不超出隔灸饼的边缘。患者俯卧位,施灸部位常规消毒,将隔灸饼平移至施术部位皮肤上,可用棉皮纸将周围封固,然后将该长条艾炷置于隔灸饼中央,并在上端点燃施灸。待患者有灼热感或难以忍受时,医生取下燃尽的艾炷,保留隔灸饼,更换艾炷续灸。每次施灸 3 壮。此法可达到温补元阳、温经散寒、畅通气血的作用。督脉铺灸治疗以三伏天为宜,应白天施术。

（2）推拿法:①选取肾俞、命门、关元为主穴,配以大椎、腰阳关、涌泉、太溪,以温补肾阳、通督散寒。②操作方法:患者取俯卧位,暴露治疗部位并涂少量润滑油,医者用掌根依次横擦肾俞、命门、关元、大椎和腰阳关,然后用手擦双侧涌泉,以透热为度,

笔记

以达温补肾阳、通督散寒之功;然后患者取坐位,指按揉双侧太溪,约 1 分钟,以滋阴补肾。

(3) 拔罐法:选取命门、肾俞为主穴,配以大椎、腰阳关。患者取坐位或俯卧位,医者找准穴位,局部进行常规消毒,选择大小适宜的火罐,用闪火法迅速将罐吸拔在穴位上,根据所拔罐的负压大小及患者的皮肤情况留罐 10~15 分钟,每日或隔日 1 次,以达到温经通络、祛风散寒的功效。

(4) 药浴:可以选用生姜、桂枝、艾叶、巴戟天、附子等药物煎煮,去渣取液,浸洗双脚,每日 1~2 次,每次 15~30 分钟。本法药物经皮毛腧穴直接吸收,可达到温阳通络、祛风散寒的作用。

(四)注意事项

1. 根据中医"春夏养阳,秋冬养阴"的观点,阳虚体质易感怕冷症患者最适宜调养阳气的时机是春夏季,而一天之中又以"阳中之阳"的上午为佳。冬季要注意避寒就温。

2. 药物预防切忌温燥太过。药物预防要遵循上述"预防法则"。对于里寒明显,怕冷症较为严重,需服桂附地黄丸或金匮肾气丸时,也要做到中病即止,防止温燥太过。

3. 对于怕冷症伴见火热表现,要辨别是虚热还是实热。针对虚热要配伍苦寒坚阴之品,如知母、黄柏之属;针对实热要酌情配伍苦寒或甘寒清热泻火之品。至于温药与寒药的比例多少,则需根据阳虚程度以及寒热错杂的轻重缓急而定,总以温阳不助火、清热不伤阳为度。

二、泄泻

泄泻是指以排便次数增多,粪便稀溏,甚至泄出如水样为主要症状的病症。其中,大便溏薄势缓者为泄,大便清稀如水而直下者为泻。西医学中胃肠功能紊乱导致的慢性腹泻属于本病讨论范畴。《景岳全书·杂证谟·泄泻》云:"凡脾气稍弱,阳气素不强者,一有所伤,未免即致泄泻。"中医体质学认为阳虚体质之人因阳虚不能蒸腾气化津液,而成水湿痰饮,流走肠间,易患泄泻。气虚体质亦易患泄泻。

(一)调养范围

阳虚体质易患泄泻或泄泻缓解期的调养。

(二)预防法则

温肾通督为主,兼健脾祛湿。《素问·阴阳应象大论》曰:"湿胜则濡泻。"《景岳全书·杂证谟·泄泻》云:"泄泻之本,无不由于脾胃。"因此,阳虚体质易患泄泻者,需在温肾通督为主的基础上,兼顾健脾祛湿。

(三)预防方法

在前述阳虚质调养方法精神调摄、形体锻炼、饮食调养(包括药膳食疗)、起居调护、针灸推拿的基础上,结合以下预防方法。

1. 药物预防

(1) 常用药物:补骨脂、肉苁蓉、巴戟天等温肾通督、调体固本为主,配伍菟丝子、覆盆子、山萸肉、五味子平补肾气,人参、山药、茯苓、莲子、芡实补脾渗湿。

(2) 代表方剂:双补汤。出自《温病条辨》(人参、山药、茯苓、莲子、芡实、补骨脂、肉苁蓉、山萸肉、五味子、巴戟天、菟丝子、覆盆子),具有温肾通督、健脾渗湿功效,适用于阳虚体质易患泄泻或泄泻缓解期的调养。

2. 非药物预防

(1) 灸法

1) 温和灸:①选取肾俞、命门、关元为主穴,配以脾俞、气海、天枢、上巨虚、阴陵泉,以温补肾阳、健脾祛湿。②操作方法:施灸时,将艾条点燃的一端对准穴位,距皮肤2~3cm,使患者局部有温热感而无灼痛为宜,每穴施灸20~30分钟。每日或隔日1次。一般先灸上部,后灸下部,先灸背腰部,后灸腹部。

2) 隔姜灸:①穴位同上。②操作方法:将鲜姜切成直径大约2~3cm、厚约0.2~0.3cm的薄片,中间以针刺数孔,然后将姜片置于穴位上,再将黄豆粒大小的艾炷放在姜片上点燃施灸。当艾炷燃尽,再易新炷施灸。每穴灸5~9壮,每日或隔日1次。以肌肤内感觉温热,局部皮肤潮红湿润为度。

(2) 推拿法:①以肾俞、关元、命门为主穴,配以脾俞、胃俞、大肠俞、长强、气海,温补肾阳、健脾祛湿;②操作方法:禅推摩腹按揉调气机:患者仰卧位,医者用一指禅法由中脘开始缓慢向下,移至气海、关元,来回操作5~6遍,然后用轻柔的按揉法按揉气海、关元,每穴约3分钟,最后用掌摩法逆时针方向摩腹,时间约8分钟。擦按擦背温阳补肾健脾:患者俯卧位,医者用擦法沿脊柱两旁从脾俞到大肠俞,每穴约1分钟,然后按揉脾俞、胃俞、肾俞、命门、大肠俞、长强,每穴1~2分钟,最后横擦脾俞、胃俞、肾俞、命门,逐渐下降到大肠俞、骶部八髎,以透热为度。

(3) 贴敷法:①选取肾俞、命门、关元为主穴,配以脾俞、神阙、气海、天枢(适当选取1~2个穴位),温肾通督、健脾祛湿。②操作方法:先配制敷料(选用白芥子、肉桂、附子、吴茱萸、川椒、五味子、肉豆蔻等药物),将药物研成粉末状,用生姜汁调成膏状。施术部位常规消毒后,将厚度0.2cm,面积1.5cm×1.5cm的敷料摊在直径2cm的油纸(或塑料布)上,然后贴敷于穴位处,最后用胶布固定。一般敷贴时间约4~6小时,如果敷后局部有烧灼疼痛难忍,可提前取下。如果局部只有发痒、发热感觉,可多贴几个小时,或等药物干燥后取下。每隔10天敷贴1次,即初伏、中伏、末伏各1次,1年共敷贴3次。一般连续敷贴3年。

(四) 注意事项

1. 阳虚体质易患泄泻者饮食忌生冷寒凉、肥甘厚味之物;起居注意保暖,尤其注意腹部保暖;保持心情开朗,避免因焦虑紧张情绪影响肠道功能。

2. 泄泻发作期当急则治标,可服用附子理中丸。病情严重时应卧床休息,注意补充水分,防止脱水和电解质紊乱,必要时及时赴医院就诊。

3. "三伏天"是全年中阳气最盛的阶段,阳虚体质易患泄泻者应顺应天时,抓紧时机采用艾灸、穴位贴敷等方法调养阳虚体质。

4. 阳虚体质所选用的推拿方法应轻柔、温和,可在所选穴位和部位上进行较长时间操作,产生一定的热力渗透到组织深部,以达到温通阳气的功效。

三、慢性颈肩腰腿痛

慢性颈肩腰腿痛是由多种疾病单独或共同引起的症候群,以病患部位疼痛、麻木、肿胀甚至功能受限为主要表现。这种疼痛多为慢性反复发作,影响患者生活质量。西医学中颈椎病、肩周炎、腰椎间盘突出症、腰肌劳损、腰椎退行性病变、风湿性关节炎、类风湿关节炎等属于本病讨论范畴。阳虚体质引起的颈肩腰腿痛,主要表现为局部疼痛,得温痛减,得寒痛甚,疲劳加重,平素多畏寒肢冷,舌淡苔白,脉沉迟。多因阳虚不能温煦肌表,抵御外界风、寒、湿的能力低下,易患风寒湿痹。也有因阳虚而生内寒,或阳虚不能蒸腾气化津液而成痰饮,以致寒凝痰阻经络,气血运行失畅,不通则痛,引起颈、肩、腰、腿等部位疼痛。血瘀体质和湿热体质亦易患慢性颈肩腰腿痛。

（一）调养范围

阳虚体质易患颈肩腰腿痛或缓解期人群的调养。

（二）预防法则

温肾壮骨、温通督脉为主,兼养肝柔筋、补中壮肌。《灵枢·经脉》曰:"骨为干,脉为营,筋为刚,肉为墙……"其中的"筋"包括西医学的筋膜、韧带和肌腱,"诸筋者,皆属于节"（《素问·五脏生成》）,筋附着于骨而聚于关节,是联结关节、肌肉的组织,故"宗筋主束骨而利机关也"（《素问·痿论》）,如"筋不能动"（《素问·上古天真论》）,关节的屈伸转侧受阻,可发为颈肩腰腿痛;"肉"包括西医学的肌肉、皮下组织,当有外部强力作用时,位居皮下而附着于骨骼关节的肌肉则可起到缓冲保护的屏障作用。若脊背肌肉因故而过于软弱或挛急,势必导致运动无力或运动受阻而出现颈肩腰腿痛。可见,慢性颈肩腰腿痛并非只是骨单方面原因引起,实际上涉及"骨-脉-筋-肉"功能链多个环节的失调问题。盖肾主骨;督脉行腰背,贯脊,为"阳脉之海"。因此,温肾壮骨、温通督脉既可调理阳虚体质,又能壮骨强脊。又"肝主筋"（《素问·宣明五气》）,"脾主身之肌肉""阳明者,五脏六腑之海,主润宗筋,宗筋主束骨而利机关也……"（《素问·痿论》）可见,温肾壮骨、温通督脉为主,兼调肝血以柔筋脉,补中气以壮肌肉、主宗筋,有助于预防颈肩腰腿痛的发生与慢性颈肩腰腿痛的反复发作。

（三）预防方法

在前述阳虚质调养方法精神调摄、形体锻炼、饮食调养（包括药膳食疗）、起居调护、针灸推拿的基础上,结合以下预防方法。

1. 药物预防

（1）常用药物:熟地黄、续断、杜仲等补肾壮骨与鹿角片、鹿角霜等温通督脉药为主,配伍芍药、甘草养肝柔筋,生黄芪、党参、茯苓等补中壮肌,小茴香、当归、乳香行气活血通络,酌配少量桂枝、肉桂、干姜、炮姜、麻黄等温经散寒药。

（2）代表方剂:阳和汤。出自《外科证治全生集》（熟地、肉桂、白芥子、姜炭、生甘草、麻黄、鹿角胶）,具有温肾通督、温经散寒功效,适用于阳虚体质易患颈肩腰腿痛者的日常调养。如易发颈肩疼痛者,合用桂枝加葛根汤（《伤寒论》）;易发腰腿痛者,合用参茸汤（《温病条辨》:人参、鹿茸、附子、当归、茴香、菟丝子、杜仲）。

2. 非药物预防

（1）灸法

1）温和灸:①选取大椎、肾俞、命门、关元为主穴,配以肝俞、脾俞、阳陵泉、太溪、足三里,以温肾壮骨、温阳通督,兼养肝柔筋、健脾壮肌、散寒除湿。②操作方法:施灸时,将艾条点燃的一端对准穴位,距皮肤 2～3cm,使患者局部有温热感而无灼痛为宜,每穴施灸 20～30 分钟。

2）隔物灸：①选取大椎、肾俞、命门、关元为主穴，配以肝俞、脾俞、阳陵泉、足三里，以温肾壮骨、温阳通督，兼养肝柔筋、健脾壮肌、散寒除湿。②隔物介质：可选择生姜片(厚约0.3cm，中心处用针穿刺数孔)、附子饼(附子研末，黄酒调和制饼，直径约3cm，厚0.3~0.5cm，中心处用针穿刺数孔)或药饼(多选择益气温阳药，如肉桂、小茴香、干姜、黄芪、党参、当归等，研末，黄酒调和制饼，直径约2~3cm，厚0.2~0.3cm，中心处用针穿刺数孔)。③操作方法：将隔物介质放在穴位上，上置艾炷，点燃艾炷施灸，当患者感到灼痛时，另换一炷再灸，每穴灸5~10壮。

（2）推拿法

1）颈肩部推拿：①选取风池、肩井为主穴，配以颈夹脊、天鼎、天宗、阿是穴，以达温经散寒、舒筋通络的目的。②操作方法：患者坐位，医生立于背侧，采用㨰法、推法、按揉法、拿法等松解手法，逐步放松患者颈肩部肌肉；然后用轻柔缓和的刺激性手法，如一指禅推法、㨰法、拇指按揉法在颈肩部操作，刺激关键穴位及部位；最后以鱼际揉法轻柔刺激颈肩部，结束推拿。

2）腰部推拿：①选取肾俞、命门、腰阳关为主穴，配以大肠俞、八髎、秩边等，以达温肾壮骨、舒筋通络的目的。②操作方法：患者俯卧位，医生立于一侧，可用㨰法、按法、揉法等沿两侧膀胱经上下往返施术3~5遍，力度由轻到重；然后用双手拇指按揉肾俞、大肠俞、腰阳关、八髎等穴位，以酸胀为度；用小鱼际直擦腰背两侧膀胱经，横擦腰骶部，以透热为度；最后五指并拢，腕部放松，有节律地叩打腰背，用力由轻到重，以患者能忍受为度。

3）腿部推拿：①选取委中、阳陵泉、足三里为主穴，配以鹤顶、血海、内外膝眼、阴陵泉、太溪、承山等，以达舒筋通络、行气活血之功。②操作方法：患者仰卧位，医生立于一侧，先以㨰法施术于股四头肌，重点在髌骨上部操作，并按揉鹤顶、内外膝眼、阳陵泉、血海、梁丘、伏兔等；然后患者俯卧位，以㨰法施术于大腿后侧、腘窝、小腿后侧，并提拿委中、承山；最后患者仰卧位，在患者膝周施以擦法，以透热为度。

（3）拔罐法

1）留罐法：①选取大椎、肾俞、命门为主穴，配以肩井、身柱、腰阳关、腰眼、委中等(根据疼痛部位灵活选取配穴)。②操作方法：患者取坐位或俯卧位，施术者找准穴位，局部进行常规消毒，选择大小适宜的火罐，用闪火法迅速将罐吸拔在穴位上，根据所拔罐的负压大小及患者的皮肤情况留罐10~15分钟，每日或隔日1次，以达到温肾壮骨、温阳通督、通经活络、行气活血、祛风散寒的功效。

2）药罐法：①穴位同留罐法。②操作方法：羌活、独活、桂枝、细辛、当归、川芎、杜仲、桑寄生、艾叶、黄芪各30g，用纱布将药包好，放入煎药锅内，加水3 000ml，煎煮30分钟至药性溢出，将竹罐放入锅内，与药同煮2~3分钟，然后用镊子夹出竹罐，甩净药液，立即用毛巾捂住罐口，擦净罐内的药汁，保持罐内的热气，趁热立即将罐吸拔于所选穴位，手持竹罐稍加按压1分钟，竹罐即可吸附牢固，留罐10~15分钟，至局部皮肤出现瘀血现象为止。起罐后擦净皮肤上的药液。本法隔日施术1次，10次为1个疗程。本法罐药结合，具有温经散寒、活血通络、祛风除湿之功。

（4）药浴：可以选用生姜、桂枝、艾叶、细辛、当归、黄芪、羌活、独活、附子等药物煎煮，去渣取液，浸洗双脚或全身，每日1~2次，每次15~30分钟。本法药物经皮毛腧穴直接吸收，起到温阳补肾、强健筋骨、益气活血、祛风通络之功。

（5）"三伏天"贴敷法：①选取大椎、肾俞、关元、命门为主穴，配以肝俞、脾俞、足三里、阳陵泉，以温肾阳、补肝肾、壮筋骨、健脾胃、养肌肉。②操作方法：先配制敷料（可选用肉桂、干姜、小茴香、补骨脂、黄芪、当归、芍药、细辛、羌活、独活等药物），将药物研磨成粉末状，用甘油调成膏状。施术部位常规消毒后，将敷料贴敷于穴位处，厚度0.2cm，面积1.5cm×1.5cm，胶布固定。每次敷贴时间不超过10小时。"三伏天"穴位贴敷法具有温阳祛寒、益气活血、通经活络、强健筋骨的功效。

（四）注意事项

1. 颈肩腰腿痛患者急性发作期应注意休息，注意减轻关节的负荷，避免关节过度运动。尤其是腰腿痛患者，急性期应卧床休息，严重者及时至医院就诊。

2. 患者要注意易患痛处的保暖，纠正平时的不良习惯姿势，避免长时间低头位工作或看书、玩手机等，避免弯腰搬重物或体力劳动，避免突然转颈或转身，避免不恰当的锻炼活动。注意卧具（枕、床垫等）的合理性，调整适宜的枕头高度及软硬度，卧硬板床。

3. 根据"春夏养阳，秋冬养阴"养生法则，春夏季节应多运动或练习健身气功五禽戏、八段锦等，以养阳气、强筋骨。

4. 阳虚体质所选用的推拿方法，应轻柔、温和，可在所选穴位和部位上进行较长时间操作，即所谓"轻柔为补""长时为补"。同时产生一定的热力渗透到组织深部，以达到温通阳气的功效。

四、痛经

痛经是指妇女正值经期或经行前后，出现周期性小腹疼痛，或伴腰骶酸痛，甚至痛剧昏厥，影响正常工作及生活的疾病。西医学中原发性痛经属于本病讨论范畴。阳虚体质所致痛经者，主要表现为经期或经后小腹冷痛，喜按，得热则舒，经量少，经色暗淡，腰酸腿软；平素多表现为畏寒怕冷，小腹、腰背为著，舌淡苔白润，脉沉迟。多因阳气而胞宫失于温煦，冲任失于温养而致。气郁、血瘀体质也易患痛经。

（一）调养范围

阳虚体质易患痛经或痛经缓解期人群的调养。

（二）预防法则

温肾通督调体为主，兼温经暖宫、养血益气。众所周知，痛经病位在胞宫、冲任，总由"不通则痛"或"不荣则痛"所致。显然，阳虚体质所致痛经属于"不荣则痛"范畴。因此，当以温肾通督调体固本为主，兼温经暖宫。又"冲为血海""冲脉隶属阳明"，尚需兼顾养血益气。可见，温肾通督调体为主，兼温经暖宫、养血益气，有助于预防阳虚体质女性原发性痛经的发生与发作。

（三）预防方法

在前述阳虚质调养方法精神调摄、形体锻炼、饮食调养（包括药膳食疗）、起居调护、针灸推拿的基础上，结合以下预防方法。

1. 药物预防

（1）常用药物：鹿角片、鹿角霜、巴戟天等温肾通督药调体固本为主，配伍肉桂、艾叶、吴茱萸等温经暖宫、散寒止痛，当归、白芍、川芎、生地黄等养血调肝以充血海，黄芪益气有助于益阳，续断益肾调血，香附理气调经。经前伴见心烦口苦、面生痤疮者，加丹皮、山栀等。

（2）代表方剂：艾附暖宫丸。出自《仁斋直指附遗》（艾叶、香附、吴茱萸、川芎、白芍、黄芪、续断、生地黄、官桂、当归），具有温经暖宫、补血益气的功效，适用于阳虚体质女性易患痛经或痛经缓解期的调养。

2. 非药物预防

（1）灸法

1）温和灸：①选取肾俞、命门、关元为主穴，配以气海、中极、次髎、归来、子宫、三阴交，以温肾通督、调理冲任、益气养血、活血调经；②操作方法：患者选择舒适体位，仰卧或俯卧位，每次可选 3~5 个穴，施灸时，将艾条点燃的一端对准穴位，距皮肤 2~3cm，使患者局部有温热感而无灼痛为宜，每穴一般灸 20~30 分钟，每周艾灸 3 次，或月经来前 1 周艾灸数次。

2）隔物灸：①选穴同温和灸。②隔物介质：可选择生姜片（直径约 2~3cm，厚约 0.3cm，中心处用针穿刺数孔）、附子饼（附子研末，黄酒调和制饼，直径约 2~3cm，厚 0.3~0.5cm，中心处用针穿刺数孔）或药饼（多选择益气温阳药物，如肉桂、小茴香、干姜、黄芪、党参、当归等，研末，黄酒调和制饼，直径约 2~3cm，厚 0.3~0.5cm，中心处用针穿刺数孔）。③操作方法：将隔物介质放在穴位上，上置艾炷，点燃艾炷施灸，当患者感到灼痛时，另换一炷再灸，每穴灸 5~10 壮，每周艾灸 3 次，或月经来前 1 周艾灸数次。此法有温肾通督、调理冲任、益气活血的作用。

3）腹部铺灸：①取子宫穴（双侧）、小腹部神阙至关元旁开 0.5 寸。②操作方法：先将 300~600g 生姜或大蒜捣烂如泥，挤去部分汁液，将姜泥或蒜泥做成厚约 1.5cm、宽约 4cm 的隔灸饼。再取适量艾绒做成高约 4cm，横截面为三角形的长条艾炷，使艾炷底端窄于隔灸饼的宽度，长度约短于隔灸饼的长度。患者仰卧位，施灸部位常规消毒，将隔灸饼平移至施术部位皮肤上，可用棉皮纸将周围封固，然后将该长条艾炷置于隔灸饼中央，并在上端点燃施灸，待患者有灼热感，医生取下燃尽的艾炷，保留隔灸饼，更换艾炷续灸，每次施灸 3 壮，最后去净艾炷，保留姜泥，再以胶布固定 1~3 小时，温热散尽后，去掉所有铺灸材料。此法可以鼓舞阳气、温经暖宫、益气养血，能有效调养阳虚体质易患痛经者。

（2）推拿法：①摩腹揉按温养冲任：选取气海、关元为主穴，配以三阴交、子宫，患者仰卧位，医生立于右侧，首先用摩法按顺时针方向在小腹部治疗，手法缓慢渗透，以小腹有温热感为度；然后用一指禅推法或按揉法在气海、关元、子宫、三阴交各穴治疗，每穴 1~2 分钟，以酸胀得气为度。②㨰揉按擦温肾通督：选取肾俞、命门，配以涌泉、八髎，患者俯卧位，医生立于右侧，用㨰法在腰部脊柱两旁和骶部治疗，时间约 4~5 分钟；然后用按揉法作用于肾俞、命门、八髎，以局部酸胀为度；最后直擦背部督脉，横擦腰部肾俞、命门、八髎、涌泉，以透热为度。

（3）贴敷法：①选取肾俞、命门、关元为主穴，配以气海、子宫、三阴交。②操作方法：先配制敷料（可选用肉桂、小茴香、补骨脂、党参、黄芪、细辛等药物），将药物研磨成粉末状，用甘油调成膏状。施术部位常规消毒后，将敷料贴敷于穴位处，厚度 0.2cm，面积 1.5cm×1.5cm，胶布固定。每次敷贴时间不超过 10 小时。穴位贴敷温阳益气中药，药性可以通过经络气血传导，从而达到温肾通督、暖宫祛寒、益气养血的目的，预防痛经。阳虚体质痛经者尤其适合夏季三伏贴。

（四）注意事项

1. 痛经发作时应注意休息，忌食生冷寒凉及刺激之物，避免剧烈运动，甚则卧床休息；身体保暖，腹部加用热敷垫或热水袋散寒止痛。严重者应及时去医院就诊。

2. 推拿手法要以缓补为主。"顺摩为补，逆摩为泻"，阳虚体质者宜顺时针方向摩动，速度不宜过快或过慢，压力不宜过轻或过重。《圣济总录》云："摩法不宜急，不宜缓，不宜轻，不宜重，以中和之意施之。"

3. 灸法调养阳虚体质易患痛经者，直接灸时宜采用温和灸，使热力缓慢深透穴位，补益阳气。隔物灸是穴位、药力、热力的综合作用，能够更好地达到温阳、益气、散寒、暖宫的效果。

4. 穴位贴敷调养时，每个或每组穴位不宜连续贴敷太久，要交替使用，以免造成局部皮肤因长期不呼吸而破损，影响继续治疗。贴敷治疗当天，患者要禁食寒凉、生冷和辛辣之品。

第三节 阴虚体质易患病症的预防

一、耳鸣、耳聋

耳鸣是以耳内鸣响、如蝉如潮、妨碍听觉为主症的一类病证；耳聋是以听力不同程度减退或丧失为主症的一类病证。临床上耳鸣、耳聋既可单独出现，亦可先后发生或同时并见。西医学中神经性耳鸣、耳聋属于本病讨论范畴。阴虚体质所致耳鸣、耳聋的特点是耳内常闻蝉鸣之声，由轻渐重，听力渐差，同时伴见阴虚体质特征。中医体质学认为阴虚体质之人，因阴虚而耳窍失于濡养，加之虚热上扰，易致耳鸣、耳聋。气虚、气郁体质也易患耳鸣、耳聋。

（一）调养范围

阴虚体质易患耳鸣、耳聋人群的调养。

（二）预防法则

滋肾填精、补养任脉调体为主，兼以降火坚阴，少佐潜阳通窍。《灵枢·海论》云："髓海不足，则脑转耳鸣。"肾藏精，主骨，开窍于耳。盖肾阴为人体阴液的根本，任脉为"阴脉之海"。阴虚体质之人易生内热，虚阳上亢。因此法当滋肾填精、补养任脉调体为主，兼以降火坚阴，少佐潜阳通窍。

（三）预防方法

在前述阴虚质调养方法精神调摄、形体锻炼、饮食调养（包括药膳食疗）、起居调护、针灸推拿的基础上，结合以下预防方法。

1. 药物预防

（1）常用药物：熟地黄、山茱萸、龟甲、鳖甲等滋肾填精、补养任脉药调体为主，配伍知母、黄柏降火坚阴，少佐磁石、石菖蒲等潜阳通窍之品。

（2）代表方剂：大补阴丸合耳聋左慈丸。大补阴丸出自《丹溪心法》（熟地黄、知母、黄柏、龟甲、猪脊髓），具有滋阴降火功效；耳聋左慈丸出自《饲鹤亭集方》（煅磁石、熟地黄、山茱萸、牡丹皮、山药、茯苓、泽泻、竹叶柴胡），原治"肾水不足，虚火上升，头眩目晕，耳聋耳鸣等症"，具有滋阴补肾、平肝潜阳之功效。两方合用，共奏滋阴降火、平肝潜阳之功,适用于阴虚体质易患耳鸣、耳聋者。

2. 非药物预防

（1）推拿法:①选取太溪、照海、涌泉、三阴交为主穴,配以耳门、听宫、听会、翳风、中渚,以滋阴补肾、填精益髓,兼疏通气机、开窍聪耳。②操作方法:患者仰卧位,医者用拇、示、中指指按、揉耳周及后项部数次,然后点按耳门、听宫、听会、翳风,每穴1~2分钟以疏调气机、开窍聪耳;然后用指按揉太溪、照海、涌泉、三阴交,每穴2~3分钟,手法轻柔,以局部微胀为度,以补肾益精;最后用指揉中渚,同时让患者用中指插入耳内做快速震颤,以调气机,通耳窍。

（2）耳穴压丸法:①取肝、胆、肾、三焦为主穴,配以内耳、外耳、颞、皮质下,以滋阴增液,调畅气机。②操作方法:用拇、示指同时在耳廓前后相对按揉耳穴,每穴按揉1~2分钟,每日按揉3~5次;也可贴压王不留行或磁珠,每次贴压一侧耳穴,两耳交替使用,刺激强度依患者情况而定,一般选用中等刺激即耳廓发热、发胀或耳穴局部出现酸胀、疼痛、灼热感。每次每穴按压1~2分钟,每日按压3~5次,2~4天更换1次。

（3）掩耳鸣天鼓:鸣天鼓是我国流传已久的一种自我按摩保健方法,意即击探天鼓。该法最早见于邱处机的《颐身集》:"两手掩耳,即以第二指压中指上,用第二指弹脑后两骨做响声,谓之鸣天鼓。"

操作方法:先将两手搓热,然后两掌心紧贴两耳,两手示指、中指、环指、小指横按在两侧枕部,两中指相接触,将两示指翘起叠在中指上面,用力滑下,重重地叩击脑后枕部,即可闻及洪亮清晰之声如击鼓,先左手24次,再右手24次,最后双手起48次,以强本固肾、畅通经络并增强听力。要领:动作正确,摒除杂念,集中精力。每日早、晚各做1次,其余时间可不定时做。

（四）注意事项

1. 耳鸣、耳聋的致病原因复杂,应明确诊断,配合原发病的治疗。

2. 阴虚体质人群属虚性体质,按摩时力度应由轻到重,切不可蛮力,以舒适为度。

3. 阴虚体质易患耳鸣、耳聋人群应避免使用耳毒性药物(如链霉素、庆大霉素、卡拉霉素、红霉素、碘酒等)。

4. 平素应注意耳道的清洁与干燥,有分泌物及异物应及时清除,耳内进水应禁止挖耳,避免用力擤鼻,以免损伤耳道鼓膜。

5. 平素要远离噪声和爆炸现场,避免长时间戴耳塞听音乐或在强噪声下工作生活;避免烟酒过量,少食煎炸炙烤、过冷、油腻之品。

二、便秘

便秘是以大便排出困难,排便周期延长,或周期不长,但粪质干结,排出艰难,或粪质不硬,虽频有便意,但排便不畅为主要表现的病症。西医学中的功能性便秘属于本病讨论范畴。中医体质学认为阴虚体质之人,因津液不足,肠失濡润而便秘,即所谓"无水舟停"。气虚、阳虚、湿热、气郁体质也易患便秘。

（一）调养范围
阴虚体质易患便秘人群的调养。

（二）预防法则
滋阴增液调体为主,兼以养血活血、顺气宽肠。对阴虚体质,法当滋阴增液调体为主以"增水行舟"。盖津血同源,尚需养血活血润肠;而顺气宽肠有助于恢复大肠传导功能,又当兼顾之。如此,有助于预防阴虚体质便秘的发生。

（三）预防方法

在前述阴虚质调养方法精神调摄、形体锻炼、饮食调养（包括药膳食疗）、起居调护、针灸推拿的基础上,结合以下预防方法。

1. 药物预防

（1）常用药物:玄参、生地黄、麦冬、白芍、甘草等增液化阴药调体固本为主,配伍当归、桃仁等养血活血,枳壳、莱菔子等顺气宽肠,少佐火麻仁、郁李仁、杏仁等润肠通便药 1~2 味。

（2）代表方剂:增液汤合润肠丸。增液汤出自《温病条辨》（玄参、麦冬、生地黄）,原治"阳明温病,无上焦证,数日不大便,当下之,若其人阴素虚,不可行承气者"）,具有滋阴增液功效;润肠丸出自《丹溪心法》（麻子仁、当归、桃仁、生地黄、枳壳）,具有养血润肠功效。两方合用,共奏滋阴养血、行气活血、润肠通便之功,适用于阴虚体质易患便秘者。

2. 非药物预防

（1）推拿法:①选取太溪、照海、三阴交为主穴,配以中脘、天枢、支沟、上巨虚,以滋阴养血、顺气宽肠。②操作方法:每个穴位按揉 2~3 分钟。局部酸胀感以后,还可以配合左侧太冲和右侧太渊按揉 2~3 分钟,以增强疗效。按摩时患者保持闭口舌抵上腭,感到嘴里有津液时,需要吞咽。

（2）耳穴压丸法:①选取肺、脾、肾、三焦为主穴,配以大肠、乙状结肠、腹、皮质下,滋阴增液、顺气宽畅。②操作方法:用拇、示指同时在耳廓前后相对按揉耳穴,每穴按揉 1~2 分钟,每日按揉 3~5 次;也可贴压王不留行或磁珠,每次贴压一侧耳穴,两耳交替使用,刺激强度依患者情况而定,一般选用中等刺激即耳廓发热、发胀或耳穴局部出现酸胀、疼痛、灼热感。每次每穴按压 1~2 分钟,每日按压 3~5 次,2~4 天更换 1 次。

（3）顺时针掌摩腹部:餐后 30 分钟后,用掌摩法以顺时针方向摩腹,每次 100 次左右,以调理气机;排便时顺时针摩腹,可增强肠蠕动;对有便意而排出不畅者,可练习提肛动作,如每日清晨平卧做提肛锻炼 30~50 次。

（四）注意事项

1. 急则治标,缓则治本。便秘较严重时应及时到医院就诊,针对病因配合医生积极治疗。待便秘缓解期再用上述调养方法防止复发。

2. 阴虚体质者易生内热,故应慎用艾灸。即使施用艾灸也不宜时间过长,如果灸后出现口干烦躁,应及时停用。

3. 阴虚体质者虽然适用推拿、拔罐疗法,但要遵循"虚者补之""轻通为补"的原则,刺激量不能过大,推拿强度要适当,留罐时间不宜过长。

三、绝经前后诸症

妇女在绝经前后,围绕月经紊乱或绝经,出现如眩晕耳鸣、烘热汗出、烦躁易怒、潮热面红、心悸失眠,或腰背酸楚、面浮肢肿、纳呆便溏,或皮肤蚁行感、情志不宁等症状,称为绝经前后诸症或经断前后诸症。西医学中的围绝经期综合征（也称更年期综合征)属于本病讨论范畴。《素问·上古天真论》云:"女子……七七任脉虚,太冲脉衰少,天癸竭,地道不通,故形坏而无子也。"这是女性衰老的自然规律,多数女性可以顺利度过。但阴虚体质之人则加剧或加快了肾虚、天癸竭、冲任二脉虚衰的过程,易患绝经前后诸症。

（一）调养范围

阴虚体质人群易患绝经前后诸症的调养。

（二）预防法则

滋肾阴、补任调体为主,兼以降虚火,少佐温肾阳。盖肾阴为人体阴液的根本,任脉为"阴脉之海",冲为"血海"。因此法当滋肾阴、补任脉以益阴调体固本为主,兼以补阳明气血而养冲脉、清降虚火以坚阴,并少佐温肾扶阳以阳中求阴、燮理阴阳。如此可预防女性绝经前后诸症的发生与发展。

（三）预防方法

在前述阴虚质调养方法精神调摄、形体锻炼、饮食调养(包括药膳食疗)、起居调护、针灸推拿的基础上,结合以下预防方法。

1. 药物预防

（1）常用药物:熟地、枸杞子、龟甲(胶)、鳖甲等滋肾阴、补任脉药调体固本为主,配伍人参、当归益气血而养冲脉,知母、黄柏降火坚阴,少佐鹿角霜、鹿角胶、仙灵脾等温肾扶阳通督。

（2）代表方剂:龟鹿二仙胶合二仙汤。龟鹿二仙胶出自《医方考》(鹿角、龟甲、枸杞子、人参),具有滋阴益肾填精髓的功效;二仙汤出自《妇产科学》(仙茅、仙灵脾、当归、巴戟天、黄柏、知母),具有温肾阳、补肾精、滋肾阴、调冲任功效。两方合用,共奏滋肾阴、补肾精、调冲任、温肾阳之功,适用于阴虚体质易患绝经前后诸症的调养。

2. 非药物预防

（1）推拿法:①选取太溪、照海、三阴交为主穴,配以气海、关元、肝俞、肾俞、百会,以达补益肝肾、调补冲任、滋阴助阳、安神定志的功效。②操作方法:患者俯卧位,医者用一指禅推法或拇指按揉法,施术于肝俞、肾俞,每穴2~3分钟,以腧穴局部酸胀为度;然后患者仰卧位,医者用一指禅推法分别施于气海、关元、三阴交、太溪、太冲,每穴2~3分钟,手法轻柔以局部微胀为度,最后按揉百会2~3分钟。

（2）灸法:①穴位同上。②操作方法:患者仰卧位,运用温和灸,施灸时,将艾条点燃的一端对准穴位,距皮肤2~3cm,使局部有温热感而不痛为宜,每穴10~15分钟。

（3）耳穴压丸法:①取肝、脾、肾为主穴,配以心、内分泌、内生殖器、交感、皮质下等,滋肾阴、调冲任、调节脏腑阴阳。②操作方法:用拇、示指同时在穴位相应部位耳廓前后相对按揉,每穴按揉1~2分钟,每天3~4次。或在穴位部位贴压王不留行或磁珠,如上法按揉穴位,每穴按揉1~2分钟,每天3~4次,每次贴压一侧耳穴,两耳交替使用,3~5天更换1次。

（4）梅花针叩刺足部反射区法:足部常规消毒,用梅花针分别叩击双足反射区肾上腺、腹腔神经丛、肾、输尿管、脑垂体、甲状腺、生殖腺反射区各1分钟,心、肝反射区各2分钟,每日1次。

（四）注意事项

1. 阴虚体质人群施行灸法时若出现口干舌燥等不良反应,应及时中止。

2. 医者在推拿过程中应注意手法的强度,嘱其放松,消除顾虑。

3. 梅花针叩刺时,医者要注意刺激度,以皮肤红而不出血、行走无明显疼痛为度。若患者足部皮肤有破损,烧、烫伤者,不宜进行叩刺。

第四节 痰湿体质易患病症的预防

一、肥胖症

肥胖症是指机体脂肪绝对增多或其比例过高,包括脂肪细胞体积的肥大、脂肪细胞数目的增多和体脂分布异常。西医学中单纯性肥胖属于本病讨论范畴。《灵枢·卫气失常》根据人的皮肉气血的多少将肥胖分为"有肥""有膏""有肉"三类。《石室秘录·肥治法》中云:"肥人多痰,乃气虚也。"《景岳全书·杂证谟·非风》中云:"肥人多湿多滞。"这均说明了痰湿在肥胖发病中的重要作用。从痰湿体质肥胖特征看属于"膏人"范畴,多因痰浊内停,积聚体内,化为膏脂,由此而致肥胖。气虚、血瘀、湿热体质亦易致肥胖。

（一）调养范围

痰湿体质有单纯性肥胖倾向人群的调养。

（二）预防法则

以祛湿化痰调体为主,兼以消食助运,少佐健脾、温肾。对于痰湿体质有单纯性肥胖倾向者,法当化痰祛湿、调体固本为主。《素问·奇病论》有"喜食甘美而多肥"的记载,说明肥胖症的发生与过食肥甘等饮食不节因素有关,调养时应兼顾消食助运(即病因预防)。《景岳全书》中云:"治痰者,必当温脾强肾以治痰之本。"这提示在化痰祛湿调体为主的基础上,尚需健脾以杜生痰之源、温肾已绝生痰之本。

（三）预防方法

在前述痰湿体质调养方法精神调摄、形体锻炼、饮食调养(包括药膳食疗)、起居调护、针灸推拿的基础上,结合以下预防方法。

1. 药物预防

（1）常用药物:苍术、荷叶、法半夏、制南星等祛湿化痰与陈皮、枳实等理气化痰及汉防己、生姜、茯苓等宣散利水药调体固本为主,配伍炒莱菔子、生山楂等消食化痰,少佐生黄芪益气健脾、肉桂温肾化气。

（2）代表方剂:导痰汤合三子养亲汤、防己茯苓汤。导痰汤出自《校注妇人良方》[制半夏、橘红、茯苓、枳实(麸炒)、南星、甘草],具有燥湿豁痰、行气开郁功效;三子养亲汤出自《韩氏医通》(白芥子、莱菔子、紫苏子),具有温肺化痰、降气消食功效;防己茯苓汤出自《金匮要略》(防己、黄芪、桂枝、茯苓、甘草),具有益气温阳利水功效。三方合用,共奏燥湿化痰、理气消脂之功,适用于痰湿体质有单纯性肥胖倾向人群的调养。

2. 非药物预防

（1）针刺法:①取中脘、丰隆、水道、阴陵泉以祛湿化痰,配以天枢、关元、脾俞、足三里、三阴交以化湿消脂、温肾健脾。②操作方法:穴位常规消毒后,选用1~1.5寸毫针,针刺深度0.5~1.2寸,进针后,施以平补平泻手法,以局部有酸麻胀重感为佳。每

笔记

次留针 30 分钟,每周 3 次。

(2) 灸法:①取穴同针刺法。②操作方法:选用温和灸或温灸器灸。温和灸施灸时,嘱患者仰卧位,医者将艾条点燃的一端对准穴位,距皮肤 2~3cm,使患者局部有温热感而无灼痛为宜,每穴一般灸 15~30 分钟(1 次/d),至皮肤红晕为度;温灸器施灸时,一般灸 15~30 分钟(1 次/d),至皮肤红晕为度。

(3) 推拿法:①取穴同针刺法。②操作方法:摩腹配合点穴。双手重叠用掌心紧贴腹部,以脐为中心,顺时针方向摩腹 3 分钟(60 次/min),"顺摩为补",逆时针方向摩腹 3 分钟(60 次/min),"顺摩为补""逆摩为泻",摩腹操作以顺摩为主,手法轻柔,用力均匀至腹中产生温热感,或腹内肠鸣辘辘,有矢气排出为佳。每天可于饭后或睡前操作 2 次,可达到和中理气、消积导滞、调节胃肠蠕动的作用。以拇指按揉脾俞、足三里、丰隆、阴陵泉,每穴 1~2 分钟(15 次/min),手法以局部酸胀得气为度。

(4) 拔罐法:①取中脘、丰隆、水道、阴陵泉以祛湿化痰,配以天枢、大横、关元、脾俞、肝俞、肾俞、三焦俞、大肠俞、足三里,以化湿消脂、温肾健脾。②操作方法:患者取仰卧位或俯卧位,局部进行常规消毒,选择大小适宜的火罐,用闪火法迅速将罐吸拔在穴位上,根据所拔罐的负压大小及患者的皮肤情况留罐 10~15 分钟,隔日 1 次。

(5) 耳针法:①选取口、饥点、肺、脾、胃、大肠、三焦、内分泌、皮质下,以达到健脾胃、化痰浊、利肠腑、消浊脂的功效。②操作方法:用拇、示指同时在耳廓前后相对按揉耳穴,每穴按揉 1~2 分钟(15~20 次/min),每日按揉 3~4 次;也可贴压王不留行或磁珠,每次贴压一侧耳穴,两耳交替使用,刺激强度依患者情况而定,一般选用中等刺激即耳廓发热、发胀或耳穴局部出现酸胀、疼痛、灼热感。每次每穴按压 1~2 分钟(15~20 次/min),每日按压 3~4 次,3~5 天更换 1 次。

(四) 注意事项

1. 坚持运动锻炼,应循序渐进,注意运动负荷强度和节奏。

2. 推拿摩腹时要求顺摩为主,配合逆摩,刺激量要达到腹部有热感或肠蠕动加快,有矢气排出。

3. 痰湿肥胖者肌肉肥厚,留罐时间可以适当延长,但以不起水疱为度。

二、眩晕

眩晕是以头晕眼花为主要表现的病证。眩即眼花或眼前发黑,视物模糊;晕是指头晕或感觉自身或外界景物旋转。两者常同时并见,故统称眩晕。西医学中高血压、神经衰弱等属于本病讨论范畴。《丹溪心法·头眩》强调"无痰则不作眩",提出了痰湿作眩学说。痰湿所以作眩者,在于湿痰壅遏,清阳不升,浊阴不降,上蒙清窍,引动肝风所致。气郁、血瘀体质也易患眩晕。

(一) 调养范围

痰湿体质易发眩晕或眩晕缓解期人群的调养。

(二) 预防法则

以化痰祛湿调体为主,兼以健脾助运、升清降浊,少佐平肝息风。痰湿作眩者,法当化痰祛湿、调体固本为主。盖脾主运化、主升清,故需兼顾健脾助运、升清降浊,少佐平肝息风。

（三）预防方法

在前述痰湿体质调养方法精神调摄、形体锻炼、饮食调养（包括药膳食疗）、起居调护、针灸推拿的基础上，结合以下预防方法。

1. 药物预防

（1）常用药物：苍术、荷叶、法半夏、陈皮等祛湿化痰药调体固本为主，配伍山楂、神曲、麦芽等消食助运，黄芪、茯苓等健脾渗湿，白术、泽泻升清降浊，少佐天麻、僵蚕等平肝息风药 1~2 味。

（2）代表方剂：半夏白术天麻汤。出自《脾胃论》（黄柏、干姜、天麻、苍术、白茯苓、黄芪、泽泻、人参、白术、炒神曲、半夏、麦芽、橘红），具有健脾燥湿、和胃化痰功效，适用于痰湿体质易发眩晕或眩晕缓解期人群的调养。

2. 非药物预防

（1）灸法：①取中脘、丰隆、阴陵泉为主穴以祛湿化痰，配以百会、天枢、关元、脾俞、胃俞、肝俞、肾俞、足三里，以化痰祛湿、健脾助运、升清降浊。②操作方法：每次选数穴，用温和灸或温灸器灸。温和灸施灸时，嘱患者仰卧位，医者将艾条点燃的一端对准穴位，距皮肤 2~3cm，使患者局部有温热感而无灼痛为宜，每穴一般灸 15~30 分钟（1 次/d），至皮肤出现红晕为度；温灸器施灸时，一般灸 15~30 分钟（1 次/d），至皮肤红晕为度。

（2）按摩法：①取中脘、丰隆、阴陵泉为主穴以祛湿化痰，配以百会、风池、天枢、关元、脾俞、胃俞、肝俞、肾俞、足三里、率谷、太冲，以化痰祛湿、健脾助运、升清降浊、平肝息风。②操作方法：患者俯卧位，医者以手横擦脾俞、胃俞，以透热为度，然后患者仰卧位，医者用一指禅推中脘、天枢，再用拇指按揉足三里、丰隆、阳陵泉，局部酸胀为度，以达到健脾祛湿、化痰降浊之功；最后医者用拇指按揉头部腧穴和太冲，以平肝潜阳、疏调头部气机。每天或隔天 1 次，每穴每次按揉 1~2 分钟。

（3）针刺法：①取穴同按摩法。②操作方法：穴位常规消毒后，选用 1~1.5 寸毫针，针刺深度 0.5~1.2 寸，进针后，施以平补平泻手法，以局部有酸麻胀重感为佳。每次留针 30 分钟，每周 3 次。

（4）耳针法：①取穴脾、胃、肾上腺、内分泌、神门、颞、内耳，健脾胃、化痰浊、利脑窍、止晕眩。②操作方法：用拇、示指同时在耳廓前后相对按揉耳穴，每穴按揉 1~2 分钟（15~20 次/min），每日按揉 3~4 次；也可贴压王不留行或磁珠，每次贴压一侧耳穴，两耳交替使用，刺激强度依患者情况而定，一般选用中等刺激即耳廓发热、发胀或耳穴局部出现酸胀、疼痛、灼热感。每次每穴按压 1~2 分钟（15~20 次/min），每日按压 3~4 次，3~5 天更换 1 次。

（四）注意事项

1. 对于经常眩晕者，应积极寻求眩晕病因，进行针对性治疗。

2. 运动锻炼时应注意自身血压的变化，若血压骤升，出现头目昏眩等症状，应立刻停止运动并及时就医，同时更改今后运动策略。

三、高脂血症

高脂血症（HLP）是以人体脂代谢异常所导致的血清脂质和脂蛋白水平升高为主要表现，临床上以低密度脂蛋白浓度>130mg/dl 为诊断标准。中医学认为，血脂升高属于"痰浊聚止"。因肥人多痰湿,又嗜食膏粱厚味,痰浊湿阻久结血脉而致。

（一）调养范围

痰湿体质易发高脂血症或血脂边缘升高人群的调养。

（二）预防法则

化痰祛湿调体为主,兼以消食祛瘀泄浊,少佐健脾助运。对于痰湿体质易发高脂血症或血脂边缘升高者,法当化痰祛湿、调体固本为主,兼以消食行瘀泄浊。《寓意草》云:"食欲太过而结为痰涎者,每随脾之运化而渗灌于经隧。"尚需结合健脾助运。

（三）预防方法

在前述痰湿体质调养方法精神调摄、形体锻炼、饮食调养（包括药膳食疗）、起居调护、针灸推拿的基础上,结合以下预防方法。

1. 药物预防

（1）常用药物:苍术、荷叶、僵蚕、法半夏、制南星、陈皮、枳实等祛湿化痰药调体固本为主,配伍炒莱菔子、生山楂等消导泄浊,丹参、生蒲黄等祛瘀泄浊,少佐生黄芪、炒白术等益气健脾助运。

（2）代表方剂:导痰汤合三子养亲汤、丹参饮。其中丹参饮出自《时方歌括》（丹参、檀香、砂仁）,具有活血行气止痛功效。三方合用,共奏化痰利湿、理气消脂之功,适用于痰湿体质易发高脂血症或血脂边缘升高人群的调养。

2. 非药物预防

（1）拔罐法:①取中脘、丰隆、水道、阴陵泉为主穴以祛湿化痰,配天枢、脾俞、足三里、关元、血海以化湿消脂、活血祛瘀。②操作方法:患者取仰卧位,术者将患者腹部及上肢部常规消毒后,取大小适宜的玻璃圆口罐,采用闪火法迅速将玻璃罐扣吸在患者穴位上,根据患者穴位处的颜色及玻璃罐内负压强度,适当留罐8～10分钟,结束后患者改俯卧位,采用同样方法进行治疗。每周1次,2个月为1个疗程。

（2）针刺法:①取中脘、丰隆、水道、阴陵泉为主穴以祛湿化痰,配合谷、天枢、脾俞、足三里、关元、三阴交、血海以化湿消脂、活血祛瘀。②操作方法:穴位常规消毒后,选用1～1.5寸毫针,针刺深度0.5～1.2寸,进针后,施以平补平泻手法,以局部有酸麻胀重感为佳。每次留针30分钟,每周3次。

（3）灸法:①取中脘、丰隆、水道、阴陵泉为主穴以祛湿化痰,配天枢、脾俞、足三里、关元、三阴交以化湿消脂、活血祛瘀。②操作方法:患者先呈仰卧位,术者将两根直径约18cm、长度约20cm的艾条截成等长的三段,单侧点燃后放于艾箱中,并将艾箱放置在患者腹部,覆盖上述腹部穴位,静置30分钟,期间术者可开盖查看箱内艾条燃烧情况,注意调节温度。余穴可用艾条温和灸,每穴一般灸15～30分钟,至皮肤出现红晕为度。每周3次。

（4）刺络放血法:①取大椎、膈俞（双侧）、胃俞（双侧）、三焦俞（双侧）为主穴以健脾化痰,配少商（双侧）、商阳（双侧）以清泻痰浊。②操作方法:术者采用75%乙醇溶液对患者上述穴位进行常规消毒。针对少商、商阳采用挤压式放血疗法,即以采血针针刺出血后,术者一手持续挤压患者穴位使其出血,一手持湿润的75%酒精棉球进行擦拭,至出血5～10滴即可。针对大椎、膈俞、胃俞、三焦俞7个穴位,术者可采用拔罐放血疗法,及在上述穴位针刺出血后,可快速在穴位上拔罐,利用罐内负压将穴位内的血液吸出,上述操作待无血流出时贴上创可贴即可。每周2次。

（5）耳针法：①选取口、饥点、肺、脾、胃、大肠、三焦、内分泌、皮质下，以达到健脾胃、化痰浊、利肠腑、消浊脂的功效。②操作方法：用拇、示指同时在耳廓前后相对按揉耳穴，每穴按揉 1～2 分钟（15～20 次/min），每日按揉 3～4 次；也可贴压王不留行或磁珠，每次贴压一侧耳穴，两耳交替使用，刺激强度依患者情况而定，一般选用中等刺激即耳廓发热、发胀或耳穴局部出现酸胀、疼痛、灼热感。每次每穴按压 1～2 分钟（15～20 次/min），每日按压 3～4 次，3～5 天更换 1 次。

（四）注意事项

1. 施行刺络放血法时，术者要严格按照消毒规范进行消毒，注意操作所使用器械的消毒，以免出现感染。

2. 在拔罐过程中，吸拔力不可过强，留罐时间不超过 15 分钟，防止患者出现晕罐现象；拔罐后因汗孔开、腠理松，不宜吹风受凉和立即洗澡。

3. 施行艾灸时，不宜在患者极度疲劳、过饥、过饱、酒醉、大汗淋漓等情况下操作。

第五节 湿热体质易患病症的预防

一、复发性口腔溃疡

复发性口腔溃疡是一种常见的具有疼痛性、复发性、自限性等特征的口腔黏膜溃疡性损害；主要表现为口腔黏膜反复出现孤立的、圆形的或椭圆形的溃疡，溃疡表浅，呈淡黄色或白色，边缘整齐，周围绕以红晕，可单发或多发，有明显灼痛，好发于唇、颊、舌缘等部位。目前，西医学对其病因与发病机制尚不明确。中医学称其为"口疮"。湿热体质之人因湿热内蕴郁蒸，阻碍气机运行，气机升降失常，导致阳气伏郁，郁极化毒生火，郁火上攻口舌，形成口腔溃疡，从而表现为口腔溃疡多发性、散在性、不定性、周期性、复发性等湿热郁火的特点。阴虚体质也易患口疮。

（一）调养范围

湿热体质易患口腔溃疡或口腔溃疡缓解期人群的调养。

（二）预防法则

分消湿浊、清泻伏火调体为主，兼以"火郁发之"。针对湿热体质，法当分消湿浊、清泻伏火以调体固本，而郁火宜发散透达，即"火郁发之"。如此可预防湿热体质易患口腔溃疡或口腔溃疡反复发作。

（三）预防方法

在前述湿热质调养方法精神调摄、形体锻炼、饮食调养（包括药膳食疗）、起居调护、针灸推拿的基础上，结合以下预防方法。

1. 药物预防

（1）常用药物：黄连、黄芩等清热燥湿药与山栀通利三焦而分消湿热及石膏、郁金清泻伏火药调体为主，适当配伍防风、薄荷、淡豆豉、细辛等发散郁火药 1～2 味。

（2）代表方剂：泻黄散合黄连黄芩汤。泻黄散出自《小儿药证直诀》（藿香、栀子、石膏、甘草、防风），具有分消湿浊、清透伏火功效；黄连黄芩汤出自《温病条辨》（黄连、黄芩、郁金、香豆豉），具有清热燥湿、宣达郁火功效。两方合用，共奏分消湿热、透达郁火之功，适用于湿热体质易发口腔溃疡或口腔溃疡缓解期人群的调养。

2. 非药物预防

（1）推拿结合刮痧法：①推拿疗法：选取支沟、合谷、阴陵泉、内庭为主穴，配人中、地仓、承浆，以清热化湿兼消肿止痛。用拇指或中指指腹按压穴位，做轻柔缓和的环旋活动，以穴位感到酸胀为度，按揉 3~5 分钟。每日 1~2 次。头面部操作：患者坐位，医者以右手扶住患者头后部上唇口疮配人中、地仓；下唇口疮配承浆，每穴各按 1~3 分钟。四肢部操作：按揉支沟、阴陵泉、合谷、内庭、太溪，每穴 1~3 分钟，每日 1 次，10 次为 1 个疗程。②刮痧疗法：选用水牛角刮痧板，在合谷、支沟、阴陵泉进行刮痧，至局部微微渗血为度，隔日 1 次，具有清热化湿、凉血化瘀的作用。

（2）拔罐法：选取足太阳膀胱经和督脉。患者取俯卧位，充分暴露背部，让患者放松，保持背部相对平坦，以利于操作和留罐。根据患者年龄与胖瘦选用适当口径且罐口光滑的玻璃火罐，左手持罐，右手用止血钳持夹 95% 酒精棉球，点燃后使火在罐内环绕 1~2 圈，迅速退火，沿足太阳膀胱经、督脉走向走罐，来回 5~6 次。每周 2 次，可达到祛湿泻热的目的。

（3）漱口：将茵陈 30g、竹茹 30g 放入凉水中浸泡 30 分钟，然后用急火煮开再用文火煎煮 15 分钟左右，要求药汁浓，过滤后取出药汁后保存，每次取 50ml 药汁，入口中含漱，尽量把药液在口腔中保留 5~10 分钟，3~4 小时含漱 1 次，每日 1 剂，可达到清热祛湿、消肿止痛的目的。

（四）注意事项

1. 忌食辛辣刺激性食物，戒烟酒。

2. 注意口腔卫生，劳逸结合，保证充足睡眠和愉快心情，锻炼身体，增强体质。

3. 推拿治疗湿热口疮，手法不要复杂，点、按、揉及一指禅就可以。明代周于蕃曰："急摩为泻。"故宜采用较短时间、高频率的重刺激。

4. 刮痧用力要轻，范围要大，时间要长。刮痧时皮肤汗孔开泄，应避风，注意保暖。刮痧后饮热水一杯，不但可以补充消耗的津液，还能促进新陈代谢，加速体内湿热的排出，促进口疮愈合。

二、痤疮

痤疮是毛囊及皮脂腺的一种慢性炎症性皮肤病，好发于颜面或胸背等皮脂腺分泌较多的部位，表现为皮肤丘疹、脓疱、结节、囊肿、黑白头粉刺等，易反复发作，青春期多见。西医学认为本病的发生主要与皮脂分泌过多、毛囊皮脂腺导管阻塞、细菌感染和炎症反应密切相关，其次免疫、遗传、血液流变学诸因素也被认为与痤疮的发生有关。好发痤疮之人，往往伴见湿热体质特征。中医体质学认为湿热体质之人，因湿热郁伏阳明气血，上蒸于面而致痤疮。

（一）调养范围

湿热体质易患痤疮人群的调养。

（二）预防法则

清利湿热调体为主，并从"阳明主面"立论兼以凉血透邪。痤疮主要发生在面部，而阳明经循行路线涵盖整个面部。依据"经脉所过，主治所及"之理，自古有"阳明主面"之说。如《医宗金鉴·订正仲景全书伤寒论注》卷九载："阳明主面，热邪蒸越，故面垢也。"又如《灵枢·九针论》云："阳明多血多气。"就湿热体质所致痤疮而言，一方

笔记

面湿热蕴结阳明气分,留恋不解,"郁乃痤"(《素问·生气通天论》);另一方面湿热化毒入血,脓疱、结节、瘢痕相继丛生甚至聚合为患。概言之,痤疮总由湿热郁伏阳明气血所致。因此,从"阳明主面"立论以清利湿热、调体固本为主,兼以凉血解毒透邪,有助于预防痤疮的发生与发展。

（三）预防方法

在前述湿热质调养方法精神调摄、形体锻炼、饮食调养（包括药膳食疗）、起居调护、针灸推拿的基础上,结合以下预防方法。

1. 药物预防

（1）常用药物:黄连、苦参、冬瓜仁等清热祛湿、调体固本为主,配伍金银花、生甘草清热解毒,大黄、牡丹皮、桃仁泄热活血破瘀,生地黄、当归凉血滋阴养血,少佐升麻清解火毒、升阳散火。

（2）代表方剂:清胃散合大黄牡丹汤。清胃散出自《脾胃论》（黄连、升麻、丹皮、生地、当归）,具有清胃凉血、散热解毒功效;大黄牡丹汤出自《金匮要略》（大黄、丹皮、芒硝、桃仁、冬瓜仁）,具有泄热逐瘀、散结消肿、利湿排脓功效。两方合用,共奏清热祛湿、凉血解毒之功,具有清利并用、气血同治、消散结合、邪正兼顾之配伍特点,适用于湿热体质易发痤疮者。

2. 非药物预防

（1）中药面膜疗法:选用黄芩、滑石粉、黄连、栀子、大黄等份研末,用蜂蜜调配,涂于面部,待药膜干燥后取下,清洗面部。一般1周治疗1次。具有清热燥湿、凉血祛瘀等作用。

（2）刮痧结合刺络拔罐法:①选取支沟、合谷、内庭、阴陵泉为主穴,配大椎、肺俞、膈俞,以清热燥湿兼活血化瘀、解毒散结。②操作方法:医者先用水牛角刮痧板在合谷、支沟、内庭、阴陵泉进行刮痧,至局部微微渗血为度,隔日1次,具有清热凉血、解毒化瘀的作用;然后在大椎、膈俞、肺俞部位常规消毒以后,用三棱针点刺3~5次,再将火罐吸拔于点刺的部位上,使之出血5~10ml,留罐10~15分钟,每周1次。两种方法配合运用可起到清热燥湿、活血化瘀,兼以达到解毒散结的目的。

（3）三棱针挑刺法:取身柱或周围丘疹样阳性反应点。常规消毒,左手捏起施术部位皮肤,右手持针先横刺进入皮肤,挑破皮肤0.2~0.3cm,再将针深入皮下,挑断皮下白色纤维组织,使之出血或流出黏液,然后用无菌敷料保护创口以胶布固定。对于一些畏惧疼痛者,可先用2%利多卡因溶液局麻后再挑刺。一般每周1次,以达到清热解毒、活血散结的作用。

（四）注意事项

1. 均衡饮食,忌食辛辣刺激、糖类及高脂食物,多吃蔬菜水果,保持大便通畅,保持良好的心理状态和规律的生活。

2. 不可随意用手挤压痤疮,以免炎症扩散,遗留瘢痕。注意面部清洁,根据皮肤油性或干性情况选用碱性香皂或洗面乳,保持毛囊皮脂腺导管通畅,不宜选用油质化妆品,慎用防晒霜、遮盖霜及粉底等。

3. 中药面膜粉是把中药打磨成极细的粉粒,并需要过筛,要达到一定的细度,皮肤才能更好地吸收。

4. 刺络拔罐法针刺放血时应注意进针不宜过深,创口不宜过大,以免损伤其他

笔记

组织。

5. 三棱针法首先给患者做好解释工作,消除不必要的顾虑。放血针具必须严格消毒,防止感染。出血量较大时,可用敞口器皿盛接,所出血液应做无害化处理,患者宜适当休息后才可离开。

第六节　血瘀体质易患病症的预防

一、黄褐斑

黄褐斑俗称"蝴蝶斑",好发于中青年女性,多为对称性,主要发生在面部,以颧颊部多见,通常为边界不清楚的褐色斑片,严重者可融合成大片。黄褐斑因严重影响美容,故常造成患者沉重的心理负担。西医学中由内分泌、血液流变异常与精神因素等引起的黄褐斑属于本病讨论范畴。中医学认为,"无瘀不长斑"。血瘀体质者因瘀浊阻面,络脉失和,发为褐斑。

（一）调养范围

血瘀体质易患黄褐斑人群的调养。

（二）预防法则

活血祛瘀、疏通经络调体为主,兼以疏肝、益肾。对于血瘀体质易患黄褐斑者,法当活血祛瘀、疏通经络、调体固本为主。盖女子以肝为先天,黄褐斑常伴见月经不调、心烦、乳房胀痛等,因此需结合疏肝调经。瘀血不去则新血不生,尚需兼顾益肾养阴、补肝养血。如此可预防血瘀体质女性黄褐斑的发生与发展。

（三）预防方法

在前述血瘀质调养方法精神调摄、形体锻炼、饮食调养(包括药膳食疗)、起居调护、针灸推拿的基础上,结合以下预防方法。

1. 药物预防

（1）常用药物:桃仁、红花、牛膝、川芎、赤芍等活血祛瘀通络药为主。配伍柴胡、枳壳、香附等疏肝理气调经,少佐菟丝子、女贞子、生地黄、当归等益肾养阴、补肝养血药1~2味。

（2）代表方剂:血府逐瘀汤。出自《医林改错》(桃仁、红花、当归、生地黄、川芎、赤芍、牛膝、桔梗、柴胡、枳壳、甘草),具有活血祛瘀、行气止痛功效,适当配伍上述益肾养阴、补肝养血药,可用于血瘀体质易患黄褐斑者。

2. 非药物预防

（1）针法

1）体针法:①选取血海、膈俞为主,配以合谷、太冲、太溪、三阴交、颧髎、下关等,活血祛瘀兼以疏肝、益肾。②操作方法:进针0.5~1.0寸,手法刺激得气后,留针30分钟。每日1次,每周3~5次,4周为1个疗程,连续治疗3个疗程。

2）电热针合毫针法:①取穴同体针法。②操作方法:皮肤常规消毒,以电热针直刺血海、合谷20~25mm,沿皮平刺百会7~13mm,直刺关元25~37mm,直刺三阴交20~25mm。接通电热针仪,血海、合谷电流量定为50~60mA,以有舒适的温热或酸胀感为度;百会电流量定为40~50mA,不追求温热或酸胀感,以免增加针后疼痛;关元及三阴交电流量定为 50~60mA,以有舒适的温热或酸胀感为度。另以毫针直刺配穴颧髎、阳白、地仓,有活血通络、祛风益气、化斑美白的功效。面部取针时,针刺方向与皮肤呈水平进针 7~13mm,不宜过深,采用平补平泻手法,留针 40~60 分钟,每周 3 次。

(2) 耳穴磁珠贴压法:①取肺、面颊、内分泌、肾、神门。色斑以鼻梁、前额为主者加脾,以颧颊为主者加肝。有活血祛瘀、疏肝益肺、益肾健脾、养颜散斑的功效。②操作方法:常规消毒后,用胶布将小磁珠贴压在敏感穴位上,每日按压 3~5 次,两耳轮换,3 天更换 1 次。

(3) 艾灸疗法:①选取血海、膈俞为主,配以太溪、三阴交、太冲、颧髎、下关、面部皮损区,活血祛瘀、温通脉络兼以疏肝益肾,以达祛斑之功效。②操作方法:每次主穴必用,配穴选用 1 个,交替使用。让患者坐位,使用雀啄灸法。皮损呈大斑片状可均匀地向各方向移动或旋转移动施灸。配合用温和灸法。每穴施灸 5~7 分钟。每日或隔日 1 次。

(4) 中药按摩倒膜术:将当归、白茯苓、白菊花、白僵蚕各等分共研为细末,用开水按 1:6 比例冲调成糊状。操作方法:患者平卧,清洁面部皮肤,离子喷雾蒸面 15 分钟,将上药代替面霜做面部皮肤及穴位(印堂、太阳、迎香、地仓、承浆、颊车)按摩约 15 分钟,用石膏粉 400g 倒膜。约 30 分钟后将石膏壳揭去。3~5 天 1 次,4 次为 1 个疗程。白菊花、白茯苓、白僵蚕、当归有活血祛瘀、养血美白的功效,加之面部皮肤及穴位按摩可以增强活血通络、养颜祛斑之功。

(5) 面部刮痧疗法:通过实施面部刮痧疗法可起到疏通经络、活血化瘀、营养组织细胞的作用,使脏腑功能活跃,经络畅通,气血上荣于面,行气活血、调和气血,有美白消斑、滋润肌肤之功。

(四)注意事项

1. 血瘀体质黄褐斑者情志多忧思抑郁,敏感易于紧张,故在实施电热针法时尤为注意调节电流量,避免刺激过强激惹患者,影响患者情绪,不利于改善病情。另外,血瘀体质常有心血管问题,合并有心脏病的患者禁止使用电针。

2. 实施中药按摩倒膜术时,应先询问中药药物过敏史,有对白菊花、白茯苓、白僵蚕、当归中药成分过敏者避免使用中药药膜。

3. 实施面部刮痧疗法时应注意施术部位皮肤有无破损,有皮肤炎症、损伤、溃烂均不能施术。由于面部皮肤比较薄,所以施术手法宜轻柔。刮痧板边缘要光滑圆润。

二、胸痹

胸痹是以胸部闷痛,甚则胸痛彻背、短气、喘息不得安卧为主症的疾病。轻者仅感胸闷如窒,呼吸欠畅;严重者胸痛彻背,背痛彻胸,持续不能缓解。西医学中冠状动脉粥样硬化性心脏病早期属于本病讨论范畴。中医体质学认为,血瘀体质者因血行瘀滞,心脉痹阻,胸阳不通易致胸痹。痰湿体质也易患胸痹。

(一)调养范围

血瘀体质易患胸痹或胸痹缓解期的人群。

(二)预防法则

活血祛瘀、疏通经络调体为主,兼通阴维、补宗气。对于血瘀体质所患胸痹,法当活血祛瘀、疏通经络调体为主。《难经》云:"阴维为病苦心痛。"因此,通畅阴维脉又当兼顾。宗气"积于胸中,出于喉咙,以贯心脉而行呼吸焉"(《灵枢·邪客》),说明宗气贯心脉而行气血对心主血脉的重要作用。可见补宗气有助于推动血行。

（三）预防方法

在前述血瘀质调养方法精神调摄、形体锻炼、饮食调养(包括药膳食疗)、起居调护、针灸推拿的基础上,结合以下预防方法。

1. 药物预防

（1）常用药物:桃仁、红花、牛膝、川芎、赤芍、苏木等活血祛瘀通络药为主,配伍蒲黄、延胡索等疏通阴维,柴胡、枳壳、桔梗等调畅气机,少佐人参补益宗气,生地黄、当归养阴补血。

（2）代表方剂:血府逐瘀汤合参苏饮。其中参苏饮出自《妇人大全良方》引胡氏方(人参、苏木),具有补气、活血功效。两方合用,共奏活血祛瘀、补气通脉之功,适用于血瘀体质易患胸痹或胸痹缓解期人群的调养。

2. 非药物预防

（1）灸法:①选取内关、血海、膈俞为主穴,配以太冲、心俞、关元、足三里。②操作方法:将艾条的一端点燃,对准施灸穴位,距离2~3cm进行熏灸。以患者感觉局部温热感而无灼痛为宜,每次每穴施灸10~15分钟,隔日1灸,5次为1个疗程,疗程间隔2日,治疗2个月。具有活血祛瘀、疏利通络、益气通阳之功。

（2）刮痧:①部位:背部两侧从肩背到腰骶部整个区域。②操作方法:患者取俯卧位,充分暴露腰背部,并洗擦干净。施术者右手持操作工具,蘸取刮痧油后,在确定的体表部位,轻轻向下顺刮或从内向外反复刮动,沿同一方向逐渐加重,力度均匀,一般刮10~20次,以出现紫红色斑点或斑块为度。每7日1次,2次为1个疗程,疗程间隔2天,治疗2个月。具有活血化瘀、畅通血脉的功效。

（3）针刺法:①选取内关、血海、膈俞为主穴,配以膻中、太冲、心俞、中脘、关元、足三里、三阴交。②操作方法:取穴行补泻手法2~3分钟,穴上针柄置1~3cm艾条,温针灸10~15分钟。具有活血祛瘀、疏通经络调体为主,兼通阴维、补宗气、养阴补血的功效。

（4）推拿按摩法:①取穴同针刺法。②操作方法:用拇指或中指依次按揉穴位,每次1~3分钟,以酸痛为度。

（5）耳针:①取肺、心为主穴,配以神门、交感、肝。②操作方法:每次选取3~4穴,碘伏严格消毒后,毫针中等强度刺激,留针30分钟,间歇运针,两耳交替使用。隔日1次。或用0.5cm×0.5cm的胶布贴压王不留行或白芥子于敏感点,嘱每天按压3次,每穴3~5分钟,至耳廓有胀痛发热感为佳。双耳交替使用,可达到活血祛瘀、疏利通络兼调畅气机、养阴补血的功效。

（四）注意事项

1. 胸痹发作期应急则治标,采取中西医结合治疗。

2. 对于血瘀体质易患胸痹或胸痹缓解期之人,在实施灸法时应注意刺激量不宜过强,以防晕灸。

3. 因受寒易引发胸痹症状,故刮痧时应避风,注意保暖。

4. 对于血瘀体质胸痹缓解期患者,应详细询问病史,若有心脏起搏器植入者应禁用扶阳罐。

第七节　气郁体质易患病症的预防

一、不寐

不寐是以经常不能获得正常睡眠为特征的一类病证,主要表现为睡眠时间、深度的不足,轻者入睡困难,或寐而不酣,或醒后不能再寐,重则彻夜不寐,常伴见头痛、头昏、心悸、健忘、多梦等。西医学中睡眠障碍属于本病讨论范畴。常见病因是生理-心理因素、遗传因素和身体素质,他如环境因素、社会人际关系、躯体及精神疾病和药物的不良反应等都可引起睡眠障碍。此外,生物钟对神经递质和神经信号通路的调控,在睡眠障碍的发病过程中也起着重要作用。中医体质学认为气郁体质之人,因气郁化火,热扰神魂导致不寐。阴虚、血瘀体质也易患不寐。

（一）调养范围

气郁体质易患不寐人群的调养。

（二）预防法则

疏肝理气、解郁散结调体为主,兼以清热除烦、养肝安魂。盖肝主疏泄,性喜条达,故调理气郁体质,法当疏肝理气、解郁散结。又肝藏血,血舍魂,气郁体质者,因气郁化火,热扰神魂而易患不寐。因此,需兼顾清热除烦、养肝安魂,有助于预防气郁体质易患不寐。

（三）预防方法

在前述气郁质调养方法精神调摄、形体锻炼、饮食调养（包括药膳食疗）、起居调护、针灸推拿的基础上,结合以下预防方法。

1. 药物预防

（1）常用药物:柴胡、香附等疏肝解郁、开郁散结为主,配伍山栀、知母清热除烦,当归、白芍等养血柔肝,酸枣仁、川芎等养血调肝安魂。

（2）代表方剂:加味逍遥散合酸枣仁汤。加味逍遥散出自《内科摘要》(柴胡、当归、白芍、茯苓、白术、丹皮、山栀、甘草),具有养血健脾、疏肝清热的功效;酸枣仁汤出自《金匮要略》(酸枣仁、甘草、知母、茯苓、川芎),具有养血安神、清热除烦功效。两方合用,共奏疏肝清热、养血安魂之功,适用于气郁体质易患不寐人群的调养。

2. 非药物预防

（1）推拿法:①选取太冲、期门、阳陵泉为主穴,配以神门、行间、安眠、百会以疏肝理气、解郁散结,兼以清热除烦、养肝安魂、镇静安眠。②操作方法:患者仰卧位,医者用拇指或中指指腹按揉两侧太冲、期门、阳陵泉,穴位局部酸胀为度,每穴按揉1~2分钟,以疏肝理气、解郁散结调体;点按神门、行间,每穴1~2分钟,以清心除烦;按揉安眠、百会,每穴1~2分钟,以安神利眠。

（2）针刺法:①选取太冲、期门、阳陵泉为主穴,配以神门、行间、安眠、百会、申脉、照海以疏肝理气、解郁散结,兼以清热除烦、镇静安神、调和阴阳。②操作方法:患者仰卧位,毫针刺,得气为度,每周3~5次。

（3）拔罐法:①取背部足太阳膀胱经和督脉为主。②操作方法:患者取俯卧位,从项部至腰部,循足太阳经背部第1、2侧线,自下而上行走罐,以背部潮红为度,每日或隔日 1 次,以达到行气血、调阴阳、安神助眠作用。

(4) 耳针法:①选取肝、胆、交感为主穴,配以神门、心、皮质下,以疏肝解郁、清心安神。②操作方法:用拇、示指同时在耳廓前后相对按揉耳穴,每穴按揉 1~2 分钟,每日按揉 3~5 次;也可贴压王不留行或磁珠,每次贴压一侧耳穴,两耳交替使用,刺激强度依患者情况而定,一般选用中等刺激即耳廓发热、发胀或耳穴局部出现酸胀、疼痛、灼热感。每次每穴按压 1~2 分钟,每日按压 3~5 次,2~4 天更换 1 次。

(5) 皮肤针法:用皮肤针轻叩印堂、百会。从项部至腰部,循足太阳经背部第 1 侧线,用梅花针自上而下叩刺,叩至皮肤潮红为度,以调节脏腑功能、协调阴阳,从而达到疏肝解郁、清心除烦、镇静安神的目的。每日 1 次或隔日 1 次。

（四）注意事项

1. 施行推拿疗法时力度要适当,刺激量不要过重,推拿过程中经常询问患者是否感到不适。

2. 选择合适的针刺刺激量。在针刺不寐患者头部腧穴时应注意进针的角度和方向。

二、郁病

郁病是以心情抑郁、情绪不宁、胸胁胀痛,或易怒喜哭,或咽中有异物梗阻等为主要表现的一类病证。西医学中的神经症属于本病讨论范畴。中医体质学认为气郁体质之人,因长期情志不畅,气机郁滞而导致郁病。

（一）调养范围

气郁体质易患郁病人群的调养。

（二）预防法则

疏肝理气、解郁散结调体为主,少佐活血、清热、化痰。《医方论·越鞠丸》方解中云:"凡郁病必先气病,气得流通,郁于何有?"提示对于气郁体质郁病的预防当以疏肝理气、解郁散结调体为主。气郁日久容易血滞、化火、痰凝,尚需兼顾活血、清热、化痰。

（三）预防方法

在前述气郁质调养方法精神调摄、形体锻炼、饮食调养(包括药膳食疗)、起居调护、针灸推拿的基础上,结合以下预防方法。

1. 药物预防

(1) 常用药物:柴胡、香附、郁金、合欢皮等疏肝解郁药为主,少佐川芎活血行气,山栀清热泻火,陈皮、石菖蒲等理气化痰药。

(2) 代表方剂:柴胡疏肝散合越鞠丸。柴胡疏肝散出自《证治准绳》(柴胡、陈皮、川芎、香附、芍药、枳壳、甘草),具有疏肝解郁、行气止痛功效;越鞠丸出自《丹溪心法》(香附、苍术、川芎、栀子、神曲),具有行气解郁功效。两方合用,共奏疏肝理气、解郁散结之功,适用于气郁体质易患郁病人群的调养。

2. 非药物预防

(1) 针刺法:①选取太冲、期门、阳陵泉为主穴,配以内关、中脘、合谷、足三里、三阴交、百会、印堂,以达疏肝理气、解郁散结,兼活血、清热、化痰之功。②操作方法:患者取卧位,毫针刺,内关、太冲用泻法,余穴平补平泻,每周 3~5 次。

(2) 电针法:①取穴同针刺法。②操作方法:每次取 2~3 穴,针刺并通电 10~20

分钟,刺激强度以患者能接受为宜,每周3~5次。

（3）耳针法:①取肝、神门疏肝为主,配以心、枕、脑点、内分泌,以达疏肝理气、解郁散结之效。②操作方法:每次选3~5穴,毫针浅刺或加电针,用强刺激手法,留针20分钟。可用埋针法或王不留行贴压。两耳交替使用,刺激强度依患者情况而定,一般选用中等刺激即耳廓发热、发胀或耳穴局部出现酸胀、疼痛、灼热感。每次每穴按压1~2分钟,每日按压2~3次,3~5天更换1次。可达调神理气、疏肝解郁、调理气血之功效。

（四）注意事项

1. 因推拿过程中需要更换体位,应向气郁体质郁病者说明情况,减轻其多虑情绪,取得患者配合。

2. 因郁病患者情绪易紧张、焦虑,应向患者充分说明电针法可能带来的不适感。

第八节 过敏体质易患病症的预防

一、鼻鼽

鼻鼽是指由于感受风寒或其他异气导致的、以突然发作鼻痒、鼻塞、喷嚏、流清涕等为主要特征的鼻病,相当于西医学变应性鼻炎。本病可常年发病,亦可呈季节性发作,更可因气候突变,接触各种过敏原而发病。中医体质学认为,鼻痒、喷嚏、鼻流清涕、鼻塞等症貌似寒象,实为素禀不耐,异气外侵,引发伏热,上干鼻窍所致。素禀不耐实指过敏体质,异气外侵即是过敏原,而伏热则是鼻鼽的"凤根"。气虚、阳虚体质也易患鼻鼽。

（一）调养范围

过敏体质易患鼻鼽或鼻鼽缓解期的调养。

（二）预防法则

调体脱敏固本为主,兼以清泻伏热,少佐散邪通窍。鼻鼽的内因在于过敏体质,其"凤根"则是伏热。至于外寒或温差变化诱发或加重病情,是因为外寒入侵,腠理更加闭塞,伏热怫郁极盛,以致上干鼻窍使然。故以调体脱敏固本为主,兼以清泻伏热,少佐散邪通窍。

（三）预防方法

在前述特禀质调养方法精神调摄、形体锻炼、饮食调养（包括药膳食疗）、起居调护、穴位保健的基础上,结合以下预防方法。

1. 药物预防

（1）常用药物:乌梅、蝉蜕、灵芝、百合等调体脱敏药为主,配伍黄芩、桑白皮等清泻伏热,少佐防风、白芷、辛夷、苍耳子等散邪通窍药1~2味。

（2）代表方剂:辛夷清肺饮。辛夷清肺饮出自《外科正宗》（辛夷、黄芩、山栀、麦门冬、百合、石膏、知母、甘草、枇杷叶、升麻）,具有清肺通窍之功,加调体脱敏药,适用于过敏体质易患鼻鼽或鼻鼽缓解期的调养。

2. 非药物预防

（1）贴敷疗法:①取足三里、神阙、曲池、合谷等为主穴,以扶正固本、调体脱敏,配以大椎、尺泽清泻肺经伏热。②操作方法：先配制敷料（选用白芥子30g，延胡索、甘遂、细辛、丁香各10g)，将药物研成粉末，用姜汁调成膏状。施术部位常规消毒后，将厚度0.2cm、面积1.5cm×1.5cm的敷料摊在直径2cm的油纸（或塑料布）上，然后贴敷于穴位处，最后用胶布固定。30~90分钟去掉，以局部红晕微痛为度。

（2）针刺法：①选取足三里、神阙、曲池、合谷为主穴，以补脾益肺、调体脱敏，配以风池、大椎、肺俞、风门、上星、迎香等祛风泻热、散邪通窍。②操作方法：施针时，嘱患者选取舒适体位，局部进行常规消毒，选取长度适宜的针灸针，采用单手进针法，针刺深度根据患者的体质、年龄、病情、部位等方面确定。主穴用补法，配穴平补平泻，留针20分钟，每周3~5次。

（3）灸法：①选取神阙、足三里为主穴，以调体固本、抗过敏，配以大椎、肺俞、风门、上星等祛风通窍。②操作方法：选用温和灸，施灸时，患者选用适当体位，医者将艾条点燃的一端对准穴位，距皮肤2~3cm，使患者局部有温热感而无灼痛为宜。每次2~3穴，每穴灸20分钟（1次/d)，至皮肤红晕为度。

（4）耳针疗法：①选取肺、脾、肾上腺、过敏点为主穴，以补脾益肺、脱敏调体，配以内鼻、外鼻、前额，以宣通鼻窍。②操作方法：首先患者取坐位，医者用拇、示指同时在耳廓前后相对按揉耳穴，每穴按揉1~2分钟，每日按揉2~3次。然后医者对患者皮肤局部消毒，贴压王不留行或磁珠，每次贴压一侧耳穴，两耳交替使用，每次每穴按压1~2分钟，每日按压2~3次，刺激强度依患者情况而定，一般选用低或中等刺激即耳廓发热、发胀或耳穴局部出现酸胀、疼痛、灼热感。

（5）推拿法：①揉捏鼻部：用手指在鼻部两侧自上而下反复揉捏鼻部5分钟，然后轻轻点按迎香和上迎香各1分钟。②揉印堂：用右手中指指腹按于印堂上，以示指端按于右侧攒竹，环指指端按于左侧攒竹，三手指同时沿逆时针方向按揉100下。③按揉风池：以两手拇指分别按于同侧风池，其余四指附于头的两侧，由轻至重按揉1分钟。④按揉足三里：以两手拇指指腹放于同侧足三里，其余四指附于小腿后侧，适当用力按揉1分钟。⑤按揉肾俞：两手半握拳，将掌指关节关节面分别放于同侧肾俞，适当用力按揉1分钟。⑥按摩大椎：以一手手指并拢，放于大椎，适当用力推擦约1分钟，以局部发热为佳。此方法可以补肾健脾、通阳固表、通利鼻窍。

（四）注意事项

1. 穴位贴敷皮肤以出现红晕微痛为度，贴敷时间不宜过长，避免出现水疱及破溃。皮肤过敏者忌用。

2. 过敏体质对异物刺激较敏感，异物刺激易加重病情，在施灸过程中，要注意通风，保持空气清新，避免烟雾刺激诱发疾病发作。

二、哮病

哮病是一种发作性的痰鸣气喘疾患。临床以发作时喉中哮鸣有声，呼吸气促困难，甚至喘息不能平卧为主要特征。西医学中支气管哮喘属于本病讨论范畴。支气管哮喘的病因还不十分清楚，患者个体过敏体质及外界环境影响是发病的危险因素。中医体质学认为，哮病是由于素禀不耐，异气外袭，引动伏痰，肺失宣降所致。疾病发作期应对病对证治疗，缓解期以调体脱敏为主，对过敏体质的内在偏颇进行调整，增强对自然环境的适应能力，从而有效地避免或减少了过敏性哮喘的复发。哮病亦可见于阳

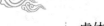

虚体质。

（一）调养范围

过敏体质易反复患哮喘人群的调养。

（二）预防法则

调体脱敏治本为主，兼以降气化痰，少佐敛肺平喘。哮病的内因在于过敏体质，其"夙根"则是伏痰。故以调体脱敏固本为主，兼以降气化痰，少佐敛肺平喘。

（三）预防方法

在前述特禀质调养方法精神调摄、形体锻炼、饮食调养（包括药膳食疗）、起居调护、针灸推拿的基础上，结合以下预防方法。

1. 药物预防

（1）常用药物：乌梅、蝉蜕、灵芝、百合等调体脱敏药为主，配伍清半夏、炒苏子等降气化痰，少佐生龙骨、生牡蛎、白芍等敛肺药。

（2）代表方剂：从龙汤。出自《医学衷中参西录》（生龙骨、生牡蛎、生杭芍、清半夏、炒苏子、炒牛蒡子），具有降气化痰、敛肺平喘功效，加调体脱敏药，适用于过敏体质易患哮病或哮病缓解期人群的调养。

2. 非药物预防

（1）灸法：①选取足三里、神阙、曲池、合谷、脾俞、肾俞调体固本、抗过敏，并配以大椎、肺俞、定喘、天突以理气化痰、宣肺平喘。②操作方法：选用温和灸，施灸时，根据腧穴位置，嘱患者采用俯卧位或仰卧位，医者将艾条点燃的一端对准穴位，距皮肤2~3cm，使患者局部有温热感而无灼痛为宜，每穴灸15~30分钟（1次/d），以患者局部皮肤红晕为度。

（2）贴敷疗法：①选取足三里、脾俞、肾俞调体固本、抗过敏，配以大椎、肺俞、定喘、天突，以理气化痰、宣肺平喘。②操作方法：先配制敷料（选用白芥子15g、甘遂15g、细辛15g、延胡索15g），将药物研成粉末状，用生姜汁调成膏状。施术部位常规消毒后，将厚度0.2cm、面积1.5cm×1.5cm的敷料摊在直径2cm的油纸（或塑料布）上，然后贴敷于穴位处，最后用胶布固定。一般敷贴时间约4~6小时，如果敷后局部烧灼疼痛难忍，可提前取下。如果局部只有发痒、发热感觉，可多贴几个小时，或等药物干燥后取下。"冬病夏治"，每隔10天敷贴1次，即初伏、中伏、末伏各1次，1年共敷贴3次。一般连续敷贴3年。"冬病夏治"，扶阳卫外，以达到鼓舞阳气、增强卫外功能的功效。

（3）耳穴压丸法：①取神门、过敏点、肾为主穴调体脱敏，配气管、肺、皮质下、交感以宣肺平喘。②操作方法：首先患者取坐位，医者用拇、示指同时在耳廓前后相对按揉耳穴，每穴按揉1~2分钟，每日按揉2~3次。然后医者对患者皮肤局部消毒，贴压王不留行或磁珠，每次贴压一侧耳穴，两耳交替使用，每次每穴按压1~2分钟，每日按压2~3次，刺激强度依患者情况而定，一般选用低或中等刺激即耳廓发热、发胀或耳穴局部出现酸胀、疼痛、灼热感。

（四）注意事项

1. 穴位贴敷时，每次贴敷时间4~6小时，仔细观察敷贴过程中皮肤的反应，若灼热刺痛、发痒发热明显，则应及时取下药物。

2. 平时注意避免接触过敏原，避免触发、诱发因素。

三、瘾疹

瘾疹是一种以皮肤出现红色或苍白色风团、时隐时现的瘙痒性、过敏性皮肤病。本病相当于西医学的荨麻疹。特征为皮肤上出现瘙痒性风团,发无定处,骤起骤退,消退后不留任何痕迹。荨麻疹的病因非常复杂,约 3/4 的患者找不到原因,特别是慢性荨麻疹。中医体质学认为,瘾疹多由于素禀不耐,异气外袭,引动伏风,卫血同病所致。瘾疹也可见于阴虚体质、湿热体质。

（一）调养范围

过敏体质易患瘾疹或瘾疹缓解期人群的调养。

（二）预防法则

调体脱敏为主,兼疏风凉血(卫血同调)。瘾疹的内因在于过敏体质,其"凤根"则是伏风,由卫入血,属于卫血同病。故以调体脱敏固本为主,兼以疏风凉血,即卫血同调。

（三）预防方法

在前述特禀质调养方法精神调摄、形体锻炼、饮食调养(包括药膳食疗)、起居调护、针灸推拿的基础上,结合以下预防方法。

1. 药物预防

（1）常用药物:乌梅、蝉蜕、灵芝、首乌藤等调体脱敏药为主,配伍防风、荆芥、金银花、连翘等疏卫祛风与生地黄、丹皮、玄参、大青叶等清热凉血药各 2~3 味。

（2）代表方剂:银翘散去豆豉加细生地、丹皮、大青叶倍元参方。出自《温病条辨》(金银花、连翘、薄荷、牛蒡子、荆芥穗、竹叶、芦根、桔梗、甘草、细生地、丹皮、大青叶、元参)。原书云:"太阴温病,不可发汗,发汗而汗不出者,必发斑疹;汗出过多者,必神昏谵语。发斑者,化斑汤主之;发疹者,银翘散去豆豉,加细生地、丹皮、大青叶,倍元参主之。"具有疏风散邪、清热凉血功效,加调体脱敏药,适用于过敏体质易患瘾疹或瘾疹缓解期人群的调养。

2. 非药物预防

（1）针刺法:①取足三里、曲池、合谷为主穴,以调体脱敏散邪,配以血海、三阴交、膈俞、风池、风市以养血活血、祛风止痒。②操作方法:嘱患者仰卧位,局部进行常规消毒,针刺深度根据患者的体质、年龄、病情、部位等方面确定。手法用平补平泻法,留针 20 分钟,每周 3~5 次。

（2）耳穴压丸法:①取肾上腺、神门、过敏点为主穴,以调体脱敏,配肾、肺、胃、大肠以调体脱敏、清泻肺胃。②操作方法:患者取坐位,医者用拇、示指同时在耳廓前后相对按揉耳穴,每穴按揉 1~2 分钟,每日按揉 2~3 次。然后医者对患者皮肤局部消毒,贴压王不留行或磁珠,每次贴压一侧耳穴,两耳交替使用,每次每穴按压 1~2 分钟,每日按压 2~3 次,刺激强度依患者情况而定,一般选用低或中等刺激即耳廓发热、发胀或耳穴局部出现酸胀、疼痛、灼热感。

（3）灸法:①选取神阙、足三里、曲池、合谷为主穴,益气活血、脱敏散邪,配以血海、三阴交、膈俞、风池、风市以养血祛风止痒。②操作方法:选用温和灸,施灸时,根据腧穴位置,嘱患者采用俯卧位或仰卧位,医者将艾条点燃的一端对准穴位,距皮肤 2~3cm,使患者局部有温热感而无灼痛为宜,每穴灸 15~30 分钟(1 次/d),以患者局部皮肤红晕为度。

（4）拔罐法：①选取神阙为主穴，配以肺俞、膈俞、大椎，以调体抗过敏、疏风清热、行血活血、调和营卫。②操作方法：嘱患者俯卧位，局部进行常规消毒，选择大小适宜的火罐，用闪火法迅速将罐吸拔在肺俞、膈俞、脾俞上，根据所拔罐的负压大小及患者皮肤情况留罐10~15分钟后起罐，每周3次。神阙拔罐，嘱患者仰卧位，将罐拔在神阙，先留罐5分钟，起罐后再拔5分钟，如此反复拔3次。也可以用闪罐法反复拔罐至穴位局部充血。

（四）注意事项

1. 对于过敏体质易患瘾疹或瘾疹缓解期人群在调养用药期间，宜进清淡饮食，禁忌辛辣食物或腥膻食物，避免搔抓皮肤或热水洗烫，并暂停使用肥皂。

2. 过敏体质易患瘾疹或瘾疹缓解期人群常常对热刺激较敏感，在施灸过程中，要随时观察患者的反应，随时调整灸火和皮肤之间的距离，避免过热刺激诱发疾病发作。

（倪　诚　张卫东　李玲孺　张荣春　李　欢　王晶波

陈淑娇　代　渊　何渝煦　顾　鸿）

学习小结

不同偏颇体质因其个体特殊性，往往导致机体对某种致病因子的易感性，或对某些疾病有着易罹性、倾向性。通过调节偏颇体质，改善患病"土壤"，可从根本上预防相关疾病的发生或复发。

气虚体质因素体气不足，易引起卫外不固而患反复感冒；导致五脏气不足而患慢性疲劳综合征；导致中气不足、托举无力而患内脏下垂。以补气调体为基本调养原则。气虚反复感冒者以益气实卫为主，兼以祛风御邪；慢性疲劳综合征以补气调体为主，兼以养肝柔筋、疏肝解郁，健脾强肌，补肾壮骨；内脏下垂以补气调体为主，兼以升阳举陷。

阳虚体质因素体阳气不足，易因不得温煦卫外而患怕冷症；不得温化腐熟水谷而患泄泻；易招风寒湿邪侵袭而患慢性颈肩腰腿痛；女性还易因阳气不足、阴寒内生而致痛经。总体以温阳通督调体为原则。怕冷症以温肾通督为主，兼温里祛寒；泄泻以温肾通督为主，兼健脾祛湿；慢性颈肩腰腿痛以温肾壮骨、温通督脉为主，兼养肝柔筋、补中壮肌；痛经以温肾通督为主，兼温经暖宫、养血益气。

阴虚体质因素体阴液不足，易导致髓海空虚而发耳鸣、耳聋；易导致津亏肠燥而患便秘；易导致肝肾不足、冲任二脉虚衰而患绝经前后诸症。以滋肾填精、补养任脉调体为基本调养原则。耳鸣、耳聋以滋肾填精、补养任脉调体为主，兼以降火坚阴，少佐潜阳通窍；便秘以滋阴增液调体为主，兼以养血活血、顺气宽肠；绝经前后诸症以滋肾阴、补任脉调体为主，兼以降虚火，少佐温肾阳。

痰湿体质因素体痰湿内盛，易导致湿浊积聚体内，化为膏脂而患肥胖症；导致湿痰壅遏，清阳不升而患眩晕；痰浊湿阻久结血脉而患高脂血症。以化痰祛湿调体为基本调养原则。肥胖症以祛湿化痰调体为主，兼以消食助运，少佐健脾、温肾；眩晕以化痰祛湿调体为主，兼以健脾助运、升清降浊，少佐平肝息风；高脂血症以化痰祛湿调体为主，兼以消食祛瘀泄浊，少佐健脾助运。

湿热体质因素体湿热内蕴，易导致湿热郁极化毒生火，郁火上攻而成口腔溃疡；湿热郁伏阳明气血,上蒸于面而易发痤疮。以分消湿浊、清泻伏火调体为基本调养原则。复发性口腔溃疡以分消湿浊、清泻伏火调体为主,兼以"火郁发之";痤疮以清利湿热调体为主,并从"阳明主面"立论兼以凉血透邪。

血瘀体质因素体瘀血内阻,导致络脉失和而易发黄褐斑;导致心脉痹阻、胸阳不振而致胸痹。以活血祛瘀、疏通经络调体为基本调养原则。黄褐斑以活血祛瘀、疏通经络调体为主,兼以疏肝、益肾;胸痹以活血祛瘀、疏通经络调体为主,兼通阴维、补宗气。

气郁体质因素体气机郁滞,气郁化火、热扰心神导致易患不寐;气郁日久,血滞、化火、痰凝而易发郁病。以疏肝理气、解郁散结调体为基本调养原则。不寐以疏肝理气、解郁散结调体为主,兼以清热除烦、养肝安魂;郁病以疏肝理气、解郁散结调体为主,少佐活血、清热、化痰。

过敏体质有伏热之"夙根"者易发鼻鼽;有伏痰之"夙根"者易发哮病;有伏风之"夙根"者易发瘾疹。以脱敏调体为基本调养原则。鼻鼽以调体脱敏为主,兼以清泻伏热,少佐散邪通窍;哮病以调体脱敏治本为主,兼以降气化痰,少佐敛肺平喘;瘾疹以调体脱敏为主,兼疏风凉血(卫血同调)。

复习思考题

1. 如何理解八种偏颇体质易患病症的预防法则有别于治疗法则?
2. 八种偏颇体质易患病症的辨体用药预防与辨证用药治疗有何不同?
3. 八种偏颇体质易患病症的非药物预防与非药物治疗有何不同?

第九章

体质养生与健康管理

学习目的

掌握个体化健康管理的服务流程,熟悉个体化健康管理的实施策略。

学习要点

个体化健康管理的基本步骤和服务流程;个体化健康管理实施的目标人群、管理方案和推进措施。

个体化健康管理是通过不同人群不同管理方案策略的实施,对健康危险因素进行全面监测、分析、评估、预测、预防和干预,调动医疗、个人和群体的积极性,最大限度地利用各种有效资源,以达到养身于先、保健于前、防病于萌、管理于早的个体化健康管理目的。本章对个体化健康管理的实施策略和实施流程进行论述。

第一节　个体化健康管理的实施策略

一、三类目标人群

个体化健康管理主要包括三类目标人群,分别为无病人群、欲病人群及病后人群。

（一）无病人群

这类人群虽然尚未产生病理信息,属于无病的健康人,但由于健康商数低、保健知识缺乏等因素,以致随时可能受到疾病危险因子的侵袭与干扰而进入欲病状态。对该类人群的管理重点在于提高健康商数,远离致病因素,保持良好的生活方式与习惯,主动学习与掌握健康技能和养生方法,不断提高自身的健康素质与水平。

（二）欲病人群

欲病态是中医养生治未病范畴中的关键环节,通过主动调护可向健康状态转化,如不干预则可能发展为疾病。欲病人群一般具有以下特征:有一定的不健康或病理信息,但又不能确诊为何种疾病;如能找到佐证信息,则疾病诊断即可成立;有外部表现或主诉与内在潜在病理信息之间有一定联系。欲病人群主要分为两类。第一类人群是微量病理信息隐匿存在,但自觉无明显症状体征。这类人群属于轻度亚健康状态,管理重点是除去潜在病理信息,改善机体的功能状态,注重生活方式管理和改进,将各种致病危险因素降至低危险度,促使身心负荷状态向健康状态转化。第二类人群是前者的进一步发展,由于潜在微量病理信息未得到及时消除而形成累积,使机体处于欲病萌芽状态。这部分人群属于中、重度亚健康状态,管理重点是对大量潜在病理信息的综合干预和养生调摄,最大限度地降低发病风险,促使欲病态向健康态转化,将疾病消灭于萌芽状态。

(三)病后人群

对于病后人群,也是中医养生治未病关注人群的重点。这部分人群经历过大病或危重病,机体功能尚未完全恢复,阴阳平衡未完全恢复,若不注意调摄,不仅会使病情复发,甚者可危及生命。因此,此类人群健康管理的重点在病后调摄,防其复发,调理气血,平衡阴阳,促进康复。

二、三种管理方案

针对三类目标人群,制订相应的健康管理方案,充分发挥中医体质养生整体调摄作用,实现增进健康、远离疾病、消病于未起、防患于未然的健康目的。三类目标人群既有不同表现,又有内在联系,因此,在健康管理方案制订上,需注重整体性、系统性、连贯性与综合性。

(一)无病人群健康维护

针对健康人群,重点在于摄生防病,通过提供健康计划,指导其进行健康维护。一般主张通过饮食、运动、精神调摄等个人养生保健方法和手段来维系机体平衡,达到"真气从之,精神内守"的健康状态和"正气存内,邪不可干"的疾病预防目的。

个体化健康管理具体措施落实到健康计划的制订,首先,运用中医体质理论设计出科学的、安全的、有效的养生保健方案;其次,通过健康教育、预防和健康维护,帮助人们建立良好的生活方式(饮食、睡眠、嗜好等),从而使其在身体、精神、社交、生活等方面都能达到完美状态。具体内容主要包括四个方面:①顺应四时,按照一年四季气候阴阳变化的规律和特点进行调养,从而达到养生和延年益寿的目的;②了解个人体质状态,及时调体纠偏,提高健康水平;③注重精神情志的调摄,注意保存人体正气,使精神安定;④重视保养正气,各种养生方法都应以保护强壮正气为基本原则,通过开展以中医为特色的食养、药养(药膳、药茶、膏方)、指导个体自我穴位按摩等丰富的养生指导,达到形神共养、协调阴阳、和调脏腑、动静适宜的健康状态。

(二)欲病人群早期诊治

欲病人群也就是处于健康与疾病之间的亚健康人群。亚健康也被称为"中间状态""第三状态"。近年来,随着社会竞争的日益加剧,人们承受的压力越来越重,亚健康状态在人群中普遍存在。处于亚健康状态的人群,往往身体有一些不适感觉,经西医学体检,一般没有指标异常,或仅有轻微变化,但尚未达到临床疾病的诊断标准。对于这部分人群,西医学常无法给出明确诊断和治疗。

针对欲病人群的个体化健康管理,重点是对疾病危险因素进行全面管理,采取有效措施逆转其向疾病进展。在管理具体操作的过程中,首先要求医生有防微杜渐的能力,帮助人群及早发现欲病,指导人群养护正气,趋避邪气,达到健康促进和疾病预防目的。落实到具体措施,依据治未病思想,从体质偏颇辨别临床检查上难以发现的明确病因及器质性病理变化,利用治未病干预方法与技术加以调整与纠正,恢复健康。

一方面,重视偏颇体质的调整,提高健康水平和生存状态;另一方面,提倡饮食有节,忌冷食,勿贪食,保持精神愉悦,做到起居有常;第三,在此基础上通过导引、吐纳等方式锻炼身体,药膳、膏方等提高机体免疫能力,穴位按摩促进机体功能恢复。

(三)病后人群防病复发

针对病后康复人群,依据治未病瘥后防复的理念,要求医生通过对病情的细心观察、详细收集资料、综合分析,掌握具体病势,调治过程中重视脏腑功能,强调"保胃气,存津液"的原则,处以药膳、汤药、药茶或指导穴位按摩,平衡阴阳互损,补益正气,促进早日康复。

三、四项推进措施

随着治未病健康工程实施方案的形成与推广,个体化健康管理理念逐步为社会认同并接受。但由于各种因素的限制,仍存在应用范围不广、推广受限等问题。因此,通过系列推进措施的实施,进一步完善以中医体质辨识为主线,相应调体方案为干预手段的健康管理运行机制,有效推动个体化健康管理工作的进一步深入开展与应用,切实发挥其在养生、保健、预防、医疗及康复等方面的优势。

(一)扩展体质健康教育传播网络

加强传播与科普宣传工作,构建政府、医院、社区和媒体协作互动的教育传播网络,向社会广泛传播个体化健康管理理念与知识。定期举办相关健康管理论坛和讲坛,就个体化健康管理最新理论成果与应用范式,如治未病理论学术研究与转化、应用研究、中医预防保健服务体系构建与产业发展、广告传播、新媒体与治未病等主题进行全面探讨和深入交流。政府与媒体合作,在健康频道开设"个体化健康管理"相关节目,传播体质养生理念。利用现有的"微博""微信"等新媒体手段开设治未病平台,定期邀请专家开讲。中医院积极构建教育传播网络,在原有治未病中心的医务人员和民众认同度的基础上,创新宣传普及的内容与方式;编写面向群众的科普手册,包括简介体质对专科疾病的认识、调体在防治专科疾病及日常保健方面的优势等内容,要求通俗易懂、宣传性强、介绍体质养生特色优势的同时,介绍本专科特色与专家,并追踪反馈重点专科中医特色疗法宣传册的宣传效果。

(二)构建个体化健康管理信息化平台

将中医体质辨识与西医学和现代科技中各种检查手段相融合,对体质健康状态辨识与干预过程中采集到的各项数据进行记录,构建个体化健康管理信息化平台。报告不仅给出受检者的体质类型、易患疾病、健康状态,还根据体质辨识、亚健康状态评估等提供个体化疾病预防方案和因时、因地的个体化健康调养干预方案,通过起居调养、药膳食疗、情志调摄、针灸推拿、中药养生等系列健康干预措施,促进不同体质个体接受和主动进行自我健康干预,达到改善体质、增进健康、防治疾病的健康管理目的。

借助医院信息管理系统,形成辨识体检报告文档,存储于个人健康信息数据库。由个体化健康管理专家组成的工作站对健康辨识信息数据库进行管理与维护,根据受检者的辨识体检报告数据,制订个性化健康调护方案,并将相关结论与方案通过短信或微信系统、健康服务中心、网站、输出打印系统等方式直接反馈于受检者。

（三）加快体质养生科研与创新技术研究

个体化健康管理工作的开展离不开科学研究的支持,必须在工作的同时开展相关研究工作,积极探索以中医体质为基础的中医健康辨识方法与技术,研究各偏颇体质易患疾病,制定"辨体施护、辨体施养、辨体施膳、辨体施治"的疾病防治指南。

根据个体化健康管理研究方法的特点与规律,构建科研方法学体系。从文献整理及理论研究的角度,进行体质养生治未病相关文献的系统整理,完善理论框架。并在理论框架指导下,整理历代中医及当代名医体质养生治未病经验和方法,形成理论体系。以健康辨识、干预和效果评价为核心,面向体质偏颇人群、常见慢性病的高危人群和稳定期人群,研究相关理论、方法、技术和产品,形成标准、流程和规范,提高预防保健能力。结合现代科技手段,改进、完善和创新各种药物和非药物产品,研发便携式、家庭用养生保健仪器和用品,丰富个体化健康管理服务手段。

（四）加强体质养生人才队伍的培养和建设

中医药高校作为培养中医药才人的洼地,应当充分发挥自身办学优势,在培养个体化健康管理方向专业技术人才和管理人才方面发挥作用。整合中医药高校的人才资源和教育资源,开设养生与预防保健专业,制订养生与预防保健专业人才的培养模式。充分利用医院多层次人才培养平台,设立各级人才培训计划,沿用"传、帮、带"中医人才培养特色的模式,提高个体化健康管理专业技能水平。通过开展体质相关国家与省级继续教育项目,构建个体化健康管理培训基地。根据中医医疗机构治未病中心、健康咨询调理门诊和传统疗法中心三个环节的不同特点,进行系列培训。治未病中心要加强中医体质辨识的培训,健康咨询调理要加强心理评估方法培训,传统疗法中心需加强中医传统特色技术如针灸、中药熏蒸等培训。

第二节　个体化健康管理的实施流程

一、个体化健康管理的基本步骤

个体化健康管理服务以中医体检作为起点,运用中医整体理念进行健康辨识,形成评估报告,设计出个性化中医特色健康指导和健康干预方案,建立个人健康信息档案,形成以"健康辨识—健康咨询—健康干预"为主线,集无病先防、欲病早治、瘥后防复于一体的健康管理运行机制。一般来说,个体化健康管理有以下三个基本步骤。

1. 了解个体健康状况　即收集服务对象的个人健康信息,包括个人一般情况、目前健康状况、体质类型、疾病家族史、职业特点、心理特征、生活环境、习惯嗜好、体格检查等。因为只有采集详细的个体健康信息,才能制订科学的健康管理计划,实施有效的个体健康维护。

2. 评估健康及疾病高危体质　即根据所收集的个体体质健康信息,采用特定数学模型等现代评估技术,对健康状况疾病发生或死亡的危险性进行量化评估,帮助个体综合认识健康风险、强化健康意识,为纠正不健康行为和习惯、阻断疾病发生通路、制订个体化健康干预措施奠定基础。在健康评估基础上,才可以制订个性化的健康管理计划,为个体提供预防性干预的行动原则,为健康管理者和个体间的沟通提供一个有效的桥梁。

3. 介入健康干预　在前两部分基础上,以多种形式来帮助个体采取行动、纠正不良的生活方式和习惯,控制健康危险因素,实现个体健康管理计划的目标。与一般健康教育和健康促进不同的是,健康管理强调健康干预的个性化特点。

健康管理的三个步骤是一个总的原则,应根据不同的高危因素和差异制订综合化的个体健康管理方案,并积极采用现代信息管理技术等多种管理手段以达到全程、无微不至的关怀管理。此外,健康管理是一个长期、连续不断、周而复始的过程,只有长期坚持,才能达到健康管理的预期效果。

二、个体化健康管理的服务流程

(一)健康状态辨识

利用各种技术方法,开展中医体质辨识,以了解包括体质、脏腑及健康水平等状况。

(二)健康状态信息采集

适时、实时采集服务对象的各种健康状态相关信息,包括中医体质辨识、中医经络检测、常规健康体检、各种功能检测以及生活方式调查等。

(三)健康状态评估

根据所采集到的服务对象健康状态信息,从宏观整体到局部微观,从躯体功能、心理状态到病理改变等,全面多维度地进行健康状态评估,形成综合报告,使服务对象充分了解自身健康状况及疾病风险,并为下一步体质调养指引方向。

(四)健康状态信息管理

建立管理对象的健康状态信息数据库,包括一般信息、辨识、检测、评估、干预信息、专科诊疗信息、随访追踪信息等。同时,开发随访功能及各种管理、分析功能,建立及完善健康状态信息库。

(五)健康干预方案的制订与实施

根据九种体质调养方案,对不同体质非药物疗法方案进行不断优化。针对重点病种,建立诊疗规范,内容涉及无病先防、欲病早治、瘥后防复三方面内容。根据个体不同体质、不同健康状况、不同节气,提供个性化药膳食疗咨询指导。同时,提供营养治疗方案的制订与实施。医院治未病中心应充分利用传统疗法,全面挖掘整理并引进中医药行之有效的特色疗法,依据各类人群的不同特征以及各种特色疗法的不同优势,以体质分类理论为指导,制订中医干预治疗和健康调养方案,采用针灸、火罐、砭石、中药熏蒸等技术,达到增强体质、防病抗衰的目的。同时,还应与各专科结合,制订专科疾病的中医非药物疗法干预措施和方案,为中医养生治未病工作提供有效手段。

(六)干预效果评估

除了对人群自身状态指标(如症状与生存质量、理化指标、功能检测指标等)进行效果评估外,还需从生活方式改变度、健康文化理念的认识度、满意度、依从性等方面进行评估,在积累一定数据之后,采用卫生经济学等指标进行分析和评价,从多角度体现干预效果。在流程管理方面,通过整合资源,理顺未病、欲病人群的流程,对体检人群按照体质辨识及体检结果进行分流。未病、欲病状态人群在治未病中心的健康调养咨询门诊调治。

(李英帅　张晓天)

学习小结

1. 学习内容

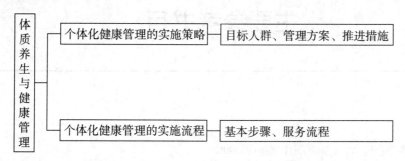

2. 学习方法　在中医体质学、中医养生学、管理学的理论指导下,综合运用已掌握的各学科知识,深刻理解个体化健康管理实施策略的目标人群、方案设计、推进措施,明确其基本步骤及服务流程,从而形成体质养生与健康管理相结合的理念。

复习思考题

1. 健康管理为什么要个体化?
2. 如何理解个体化健康管理的实施策略?
3. 如何掌握个体化健康管理的实施流程?

主要参考书目

1. 王琦.中医体质学[M].北京:人民卫生出版社,2005.

2. 王琦.中医体质学[M].北京:人民卫生出版社,2009.

3. 王琦,靳琦.亚健康中医体质辨识与调理[M].北京:中国中医药出版社,2018.

4. 倪诚.老年人中医体质辨识与调理[M].北京:中央广播电视大学出版社,2016.

5. 李经纬,林昭庚.中国医学通史(古代卷)[M].北京:人民卫生出版社,2000.

6. 李经纬.中医史[M].海口:海南出版社,2007.

7. 严世芸.中医学术发展史[M].上海:上海中医药大学出版社,2004.

8. 叶任高.内科学[M].5版.北京:人民卫生出版社,2001.

9. 吴勉华,王新月.中医内科学[M].3版.北京:中国中医药出版社,2014.

10. 谢幸,苟文丽.妇产科学[M].8版.北京:人民卫生出版社,2017.

11. 谈勇.中医妇科学[M].7版.北京:中国中医药出版社,2016.

12. 梁繁荣,王华.针灸学[M].4版.北京:中国中医药出版社,2016.

模拟试卷与参考答案

教学大纲

全国中医药高等教育教学辅导用书推荐书目